卫生统计 R 解决方案

主编　　李东芝　　张金学　　张纪华　　李婷婷
　　　　马　娟　　蔡志秀　　焦燕妮　　郭明才

中国海洋大学出版社
·青岛·

图书在版编目(CIP)数据

卫生统计 R 解决方案 / 李东芝等主编. —— 青岛：中国海洋大学出版社, 2023.5

ISBN 978-7-5670-3397-9

Ⅰ. ①卫… Ⅱ. ①李… Ⅲ. ①卫生统计 Ⅳ. ①R195

中国版本图书馆 CIP 数据核字（2023）第 073828 号

卫生统计 R 解决方案

WEISHENG TONGJI R JIEJUE FANG'AN

出版发行	中国海洋大学出版社			
社　　址	青岛市香港东路 23 号		**邮政编码**	266071
出 版 人	刘文菁			
网　　址	http://pub.ouc.edu.cn			
电子信箱	2627654282@qq.com			
责任编辑	邹伟真		**电　　话**	0532-85902533
印　　制	日照报业印刷有限公司			
版　　次	2023 年 5 月第 1 版			
印　　次	2023 年 5 月第 1 次印刷			
成品尺寸	185 mm × 260 mm			
印　　张	16.25			
字　　数	375 千			
印　　数	1~660			
定　　价	78.00 元			

发现印装质量问题，请致电 0633-8221365，由印刷厂负责调换。

编 委 会

主　编　李东芝　张金学　张纪华　李婷婷

　　　　马　娟　蔡志秀　焦燕妮　郭明才

副主编　刁飞燕　陈义菊　车燕妮　王志昱

　　　　郭　琴

编　委（按姓氏笔画排序）

　　　　刁飞燕　山东省食品药品检验研究院

　　　　马　娟　淄博市疾病预防控制中心

　　　　车燕妮　威海市疾病预防控制中心

　　　　王志昱　烟台市疾病预防控制中心

　　　　李东芝　沂源县疾病预防控制中心

　　　　李婷婷　淄博市疾病预防控制中心

　　　　张金学　沂源县南麻卫生院

　　　　张纪华　济南市章丘区卫生健康监督所

　　　　陈义菊　沂源县疾病预防控制中心

　　　　郭明才　山东省疾病预防控制中心

　　　　郭　琴　威海市疾病预防控制中心

　　　　焦燕妮　山东省疾病预防控制中心

　　　　蔡志秀　沂源县鲁村中心卫生院

学术总监　郭明才

前　言

卫生统计学是统计学原理和方法在大公共卫生领域的应用，通过卫生相关数据的收集与分析，对卫生决策有重要意义。随着时代的发展，卫生统计学扮演的角色越来越重要。

近几十年来，国内外经常有人调查公开发表的医药卫生论文中的统计学错误。有趣的是，出现错误的频繁程度并不随时间下降。粗略地估计，70%左右的文章有统计学错误：其中，70%的错误出现在初等的、基本的统计学方法；30%的错误出现在高等的、复杂的统计学方法(方积乾，2012)。

计算机和统计学是每一位专业技术人员必备的素养。本书专注于卫生统计，旨在为专业技术人员提供数据管理与统计分析的指导。本书重实际应用，轻数学理论，以 NHANES 为主要数据集，结合了开源软件 R 语言求解工作和科研中遇到的实际问题，书中每个问题均给出了详尽的 R 代码和处理方案。本书内容主要包括 R 语言的特色与安装，数据管理，描述性统计分析，抽样与抽样估计，组间差异的参数检验，组间差异的非参数检验，计数资料的统计分析，单变量时间序列分析与预测，分类算法，主成分分析，样本加权分析和探索性数据分析等内容。

本书主要适用于有数据管理和统计分析需求的各级、各类专业人员，也可供相关专业高校学生在内的其他人员参考。

书中引用了一些公开发表的文献资料，在此不能一一列举，谨向这些文献的原作者表示谢意。

在本书编写过程中，限于编者的水平，疏漏和错误在所难免，恳请各位专家和同行指正。

编　者
2022 年 10 月于济南

目 录

第一章　R 的特色与安装

一、常用数据分析工具的比较

常用数据分析工具的比较见表 1-1。

表 1-1　常用数据分析工具的比较

特征	SPSS	SAS	Stata	JMP	R	Python
学习曲线	渐变	相当陡峭	渐变	渐变	相当陡峭	陡峭
用户界面	菜单	编程	编程、菜单	菜单	编程	编程
数据处理	强	非常强	强	强	非常强	强
数据分析	非常强	非常强	非常强	强	非常强	强
数据可视化	好	好	非常好	非常好	极好	好
花费	昂贵	昂贵	买得起	昂贵	免费	免费
发行年份	1968	1972	1985	1989	1995	2008

二、安装 R 与 R 包

下载 R 软件可通过 R 主页 https://cran.r-project.org 或中国镜像网站,根据使用的操作系统选择相应的下载链接。

R 包是 R 函数、数据、预编译代码以一种定义完善的格式组成的集合,是 R 的灵魂。全世界有成千上万的 R 包开发者提供了能实现各种功能的 R 包(图 1-1),可以根据自己的工作领域,按需选用。

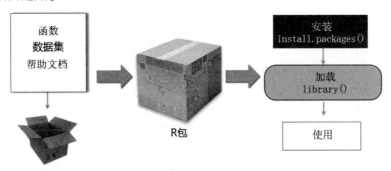

图 1-1　R 包

　　基础 R 包也叫核心包或推荐包，共有 30 个，包括 "base" "boot" "class" "cluster" "codetools" "compiler" "datasets" "foreign" "graphics" "grDevices" "grid" "KernSmooth" "lattice" "MASS" "Matrix" "methods" "mgcv" "nlme" "nnet" "parallel" "rpart" "spatial" "splines" "stats" "stats4" "survival" "tcltk" "tools" "translations" "utils"，这些 R 包随 R 软件安装到计算机,实现了大量的基础功能。其中，7 个基础包（"stats" "graphics" "grDevices" "utils" "datasets" "methods" "base"）在 R 启动时已经载入，它们提供了种类繁多的函数和数据集。

　　除了基础 R 包外，其他 R 附加包都需要安装。安装只需一次,但每次应用都需要加载。

　　1. 在图形用户界面安装

　　图形用户界面(Graphical User Interface,简称 GUI,又称图形用户接口)是指采用图形方式显示的计算机操作用户界面。

　　菜单:程序包 -> 安装程序包

—— 在此连线阶段时请选用 **CRAN** 的镜像 ——

　　选取一个中国镜像网站,点击"确定"。

　　根据显示的 R 包目录清单,选择需要安装的 R 包名称,点击"确定"。

　　2. 命令安装(以安装 MASS 包为例)

```
install.packages("MASS")
```

—— 在此连线阶段时请选用 **CRAN** 的镜像 ——

　　选取一个中国镜像网站,点击"确定"。

　　3. 一次安装多个 R 包

　　在 install.packages()函数中输入一组 R 包名称向量来同时安装多个包。

　　例如:同时安装 ISLR 和 MASS 包

```
install.packages(c("ISLR","MASS"))
```

三、R 包数据集

　　1. 基本数据集包 datasets

　　R 包提供了一个基本的数据集包 datasets,其中包含了 100 多个数据集(通常为数据框和列表),基本数据集包 datasets 随着 R 的启动自动加载。通过命令 data( )可列出 datasets 中全部的数据集(包括已经通过 library 加载的其他 R 包的数据集)。输入其中一个数据集的名称,显示该数据集的内容;输入"help(数据集名称)",可以看到该数据集的信息。

　　2. 其他 R 包中的数据集

　　要显示其他 R 包中的数据集,首先需要安装,然后可以使用以下命令：

```
data(package = "ISLR")
```

　　其中,已知 ISLR 为已安装的 R 包的名字,就可以列出 R 包 ISLR 中所有的数据集名称。

　　但要注意的是，无论是基本数据集包 datasets 中的数据还是其他 R 包中的数据,数据集中的变量都不能直接参与运算。

例如,在 R 启动后,基本数据集包 datasets 的数据集 mtcars 中的变量 mpg 是无法直接参与计算的。如果要计算其平均值,可以使用以下命令:

```
mean(mtcars$mpg)
[1]20.09062
```

另一个方法是使用命令 attach(mtcars)将此数据集挂接进来,成为当前的数据集。这时 R 就将这个数据集中的变量放到一个临时的目录中供访问。

```
attach(mtcars)
mean(mpg)
[1]20.09062
```

基本数据集包 datasets 不需要加载,其他 R 包要先用 library()函数加载后,才可以调用其中的数据集。

一个好的习惯是在不用此数据集时将它挂起。

detach(mtcars)

3. 显示所有 R 包中数据集的名称

```
data(package = .packages(all.available = TRUE))
```

显示基本数据集包 datasets 中数据集的名称

```
data()
```

显示指定 R 包中数据集的名称

```
data(package = "ISLR")
```

四、按照功能归类 R 包的网址

CRAN 还将库里的 R 包按照功能进行了归类,详情见下面的链接:

https://cran.r-project.org/web/views

五、加载 R 包

加载 R 包使用 library()函数。如果没有加载 R 包,就不能使用其中的函数、数据集和帮助文件。除了 7 个基础 R 包以外,其他 R 包在使用前都需要加载。

如果执行加载命令后出现下述提示:

Error in library(bbs)表示不存在"bbs"包,可能的原因是此 R 包尚未安装!

六、更新 R 包

1. 检查需要更新的包

```
old.packages()
```

2. 更新 R 包

更新 R 包使用 update.packages()函数,然后选取一个国内镜像网站,每一个需要更新的 R 包都询问 yes or no,需要更新,选"yes",否则,选"no"。

```
update.packages(ask = FALSE) # 无需询问,直接更新。
```

第二章 数据管理

第一节 数据获取

通过 R 函数可以将多种外部数据导入 R(图 2-1)。

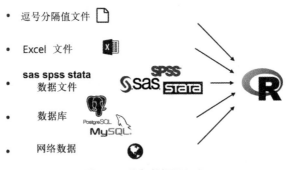

- 逗号分隔值文件
- Excel 文件
- **sas spss stata** 数据文件
- 数据库
- 网络数据

图 2-1 外部数据导入 R

全国健康与营养检查调查(以下简称 NHANES),是一项旨在评估美国成人和儿童健康与营养状况的研究计划,该计划始于 20 世纪 60 年代初期,是一项针对不同人群或健康主题的调查。1999 年,该调查成为一项持续计划,每两年进行一次,涉及各种健康和营养测量,每年调查一个全国代表性的样本,约 5000 人,这些人群来自全国 15 个县,NHANES 访谈部分包括人口统计学、社会经济学、饮食和健康相关问题。体检部分包括生理测量、实验室检查等内容。NHANES 采用分层多阶段抽样设计,以获得美国居民的代表性样本,抽样计划由四个阶段组成:PSU 县;PSU 内的城市街区;DU 住户、家庭; SP 个人。

一、数据下载

图 2-2 为美国健康与营养检查调查数据网站 (https://wwwn.cdc.gov/nchs/nhanes/Default.aspx)。

数据类型主要分为人口统计数据(Demographic data)、饮食数据(dietary data),检查数据 (Examination Data)、实验室数据 (Laboratory Data)、问卷数据 (Questionnaire Data)及有限访问数据(Limited Access Data)。除了有限访问数据外,其余数据类型都可以免费使用。

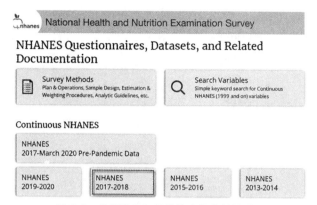

图2-2 美国健康与营养检查调查数据网站

二、数据导入

```
library(foreign)
BMX <- read.xport("D:\\BMX_J.XPT")  # 导入身体测量数据
```

三、查看数据集结构

```
dim(BMX)
## [1] 8704    21
library(descriptr)
ds_screener(BMX)
```

```
## ----------------------------------------------------------------------
## |  Column Name  |  Data Type  |  Levels  |  Missing  |  Missing (%)  |
## ----------------------------------------------------------------------
## |     SEQN      |   numeric   |    NA    |     0     |       0       |
## |   BMDSTATS    |   numeric   |    NA    |     0     |       0       |
## |    BMXWT      |   numeric   |    NA    |    124    |     1.42      |
## |    BMIWT      |   numeric   |    NA    |   8288    |    95.22      |
## |   BMXRECUM    |   numeric   |    NA    |   7810    |    89.73      |
## |   BMIRECUM    |   numeric   |    NA    |   8680    |    99.72      |
## |   BMXHEAD     |   numeric   |    NA    |   8510    |    97.77      |
## |   BMIHEAD     |   numeric   |    NA    |   8704    |      100      |
## |    BMXHT      |   numeric   |    NA    |    688    |      7.9      |
## |    BMIHT      |   numeric   |    NA    |   8605    |    98.86      |
## |   BMXBMI      |   numeric   |    NA    |    699    |     8.03      |
## |   BMXLEG      |   numeric   |    NA    |   2001    |    22.99      |
## |   BMILEG      |   numeric   |    NA    |   8370    |    96.16      |
## |   BMXARML     |   numeric   |    NA    |    527    |     6.05      |
```

```
## |     BMIARML    |    numeric   |   NA   |   8357   |    96.01   |
## |     BMXARMC    |    numeric   |   NA   |    531   |     6.1    |
## |     BMIARMC    |    numeric   |   NA   |   8354   |    95.98   |
## |    BMXWAIST    |    numeric   |   NA   |   1103   |    12.67   |
## |    BMIWAIST    |    numeric   |   NA   |   8267   |    94.98   |
## |     BMXHIP     |    numeric   |   NA   |   2665   |    30.62   |
## |     BMIHIP     |    numeric   |   NA   |   8434   |    96.9    |
## --------------------------------------------------------------------
##
## Overall Missing Values          100717
## Percentage of Missing Values    55.1 %
## Rows with Missing Values        8704
## Columns With Missing Values     19
```

结果显示,该数据集包含 21 个变量,8704 条观测记录。所有变量均为数值型变量,19 个变量有缺失值,缺失值总数为 100717。

第二节 连接数据框

要将两个不同的数据框连接在一起,需要确保两个数据框之间有一个共同的列。这个共同的列称为"键",它应该为每一行提供一个唯一的标识符。数据框连接时要确保"键"没有缺失值。本节使用的数据框,"SEQN"列是键,它为每个观察提供了一个唯一的编号。

一、内连接

内连接(图 2-3)保留同时存在于两个表中的观察,没有匹配的行(观察)不会包含在结果中。内连接的结果是一个新数据框,其中包含键、x 值和 y 值。

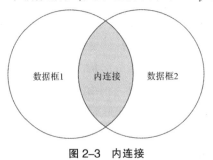

图 2-3 内连接

连接数据框可以使用基础 R 包中的 merge( ) 函数。merge( ) 函数将首先接受两个数据框作为参数,然后使用 by 参数分辨哪个变量是键(两个数据框共有的列名称)。

```
library(foreign)
```

```
DEMO <- read.xport("DEMO_J.xpt")
DEMO2 <- DEMO[c(1:6), c(1, 4)]
knitr::kable(DEMO2)
```

SEQN	RIAGENDR
93703	2
93704	1
93705	2
93706	1
93707	1
93708	2

```
BMX <- read.xport("bmx_J.xpt")
BMX2 <- BMX[c(1:3, 6, 7:8), c(1, 3)]
knitr::kable(BMX2)
```

	SEQN	BMXWT
1	93703	13.7
2	93704	13.9
3	93705	79.5
6	93708	53.5
7	93709	88.8
8	93710	10.2

```
DEMOBMX <- merge(x = DEMO2, y =  BMX2,by = "SEQN")
knitr::kable(DEMOBMX, caption = "A knitr kable.")
```

SEQN	RIAGENDR	BMXWT
93703	2	13.7
93704	1	13.9
93705	2	79.5
93708	2	53.5

二、外连接

外连接保留至少存在于一个表中的观测。外连接有以下 3 种类型。

左连接(图 2-4):保留 x 中的所有观测。

右连接(图 2-5):保留 y 中的所有观测。

全连接(图 2-6):保留 x 和 y 中的所有观测。

这些连接如果没有其他键可匹配的话,则其值用 NA 来填充。

最常用的连接是左连接:只要想从另一张表中添加数据,就可以使用左连接,因为它会保留原表中的所有观测,即使它没有匹配。左连接应该是默认选择,除非有足够充分的理由选择其他的连接方式。

左连接返回左数据框中的所有行和右数据框中的任何匹配行。

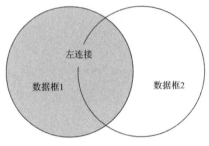

图 2-4　左连接

在 merge() 函数中,左数据框是 x 数据框,或者是首先命名的数据框。右数据框是 y 数据框,或者列出的第二个数据框。通过添加参数 all.x = TRUE 来告诉 merge() 保留左数据框中的所有行。

```
DEMOBMX <- merge(x = DEMO2, y = BMX2, by = "SEQN", all.x = T)
knitr::kable(DEMOBMX)
```

SEQN	RIAGENDR	BMXWT
93703	2	13.7
93704	1	13.9
93705	2	79.5
93706	1	NA
93707	1	NA
93708	2	53.5

右连接与左连接做同样的事情,只是交换参数,使用参数 all.y = TRUE。保留 y 数据框中的所有行。

```
merge(x = student_residence, y = student_transport, by = "student",
    all.y = T)
```

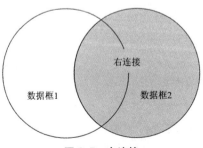

图 2-5　右连接

```
DEMOBMX <- merge(x = DEMO2, y = BMX2, by = "SEQN", all.y = T)
knitr::kable(DEMOBMX)
```

SEQN	RIAGENDR	BMXWT
93703	2	13.7
93704	1	13.9
93705	2	79.5
93708	2	53.5
93709	NA	88.8
93710	NA	10.2

外连接也称"全连接",它包括来自两个数据框的所有行,无论它们是否相互匹配。可以通过同时包含 all.x 和 all.y 参数来指定。

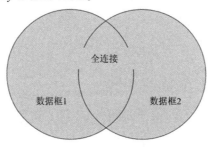

图2-6 全连接

```
DEMOBMX <- merge(x = DEMO2, y = BMX2, by = "SEQN",
                 all.x = T, all.y = T)
knitr::kable(DEMOBMX)
```

SEQN	RIAGENDR	BMXWT
93703	2	13.7
93704	1	13.9
93705	2	79.5
93706	1	NA
93707	1	NA
93708	2	53.5
93709	NA	88.8
93710	NA	10.2

```
library(foreign)
DEMO <- read.xport("DEMO_J.xpt")
DEMO2 <- DEMO[c(1:6), c(1, 4)]
```

```
knitr::kable(DEMO2)
```

SEQN	RIAGENDR
93703	2
93704	1
93705	2
93706	1
93707	1
93708	2

```
BMX <- read.xport("bmx_J.xpt")
BMX2 <- BMX[c(1:3, 6, 7:8), c(1, 3)]
knitr::kable(BMX2)
```

	SEQN	BMXWT
1	93703	13.7
2	93704	13.9
3	93705	79.5
6	93708	53.5
7	93709	88.8
8	93710	10.2

```
library(dplyr)# 内连接
DEMOBMXI <- inner_join(DEMO2, BMX2, by = "SEQN")
knitr::kable(DEMOBMXI)
```

SEQN	RIAGENDR	BMXWT
93703	2	13.7
93704	1	13.9
93705	2	79.5
93708	2	53.5

```
DEMOBMXL <- left_join(DEMO2, BMX2, by = "SEQN") # 左连接
knitr::kable(DEMOBMXL)
```

SEQN	RIAGENDR	BMXWT
93703	2	13.7
93704	1	13.9
93705	2	79.5
93706	1	NA
93707	1	NA
93708	2	53.5

```
DEMOBMXR <- right_join(DEMO2, BMX2, by = "SEQN") # 右连接
knitr::kable(DEMOBMXR)
```

SEQN	RIAGENDR	BMXWT
93703	2	13.7
93704	1	13.9
93705	2	79.5
93708	2	53.5
93709	NA	88.8
93710	NA	10.2

```
DEMOBMXF <- full_join(DEMO2, BMX2, by = "SEQN") # 全连接
knitr::kable(DEMOBMXF)
```

SEQN	RIAGENDR	BMXWT
93703	2	13.7
93704	1	13.9
93705	2	79.5
93706	1	NA
93707	1	NA
93708	2	53.5
93709	NA	88.8
93710	NA	10.2

```
colnames(BMX2)[1] <- "SEQN2"
DEMOBMXI2 <- inner_join(DEMO2, BMX2, by = c("SEQN" = "SEQN2"))
knitr::kable(DEMOBMXI2)
```

SEQN	RIAGENDR	BMXWT
93703	2	13.7
93704	1	13.9
93705	2	79.5
93708	2	53.5

　　使用 rbind（）函数合并 NHANES 2015—2016 Demographics Data（部分）和 NHANES 2017—2018 Demographics Data(部分)两个周期的人口统计数据。被合并的两个数据框,行数可以不同,但变量的数量和名称必须相同。

```
library(foreign)
DEMO_I <- read.xport("D:\\DEMO_I.XPT")
```

```
DEMO201516 <- DEMO_I[1:6, c("SEQN", "RIDAGEYR",
                            "RIDRETH1", "SDMVSTRA")]
DEMO201516
## 	SEQN RIDAGEYR RIDRETH1 SDMVSTRA
## 1 83732 	62 	3 	125
## 2 83733 	53 	3 	125
## 3 83734 	78 	3 	131
## 4 83735 	56 	3 	131
## 5 83736 	42 	4 	126
## 6 83737 	72 	1 	128
DEMO_J <- read.xport("D:\\DEMO_J.XPT")
DEMO201718 <- DEMO_J[1:6, c("SEQN", "RIDAGEYR",
                            "RIDRETH1", "SDMVSTRA")]
DEMO201718
## 	SEQN RIDAGEYR RIDRETH1 SDMVSTRA
## 1 93703 	2 	5 	145
## 2 93704 	2 	3 	143
## 3 93705 	66 	4 	145
## 4 93706 	18 	5 	134
## 5 93707 	13 	5 	138
## 6 93708 	66 	5 	138
DEMO4Y <- rbind(DEMO201516, DEMO201718)
DEMO4Y
## 	SEQN RIDAGEYR RIDRETH1 SDMVSTRA
## 1 	83732 	62 	3 	125
## 2 	83733 	53 	3 	125
## 3 	83734 	78 	3 	131
## 4 	83735 	56 	3 	131
## 5 	83736 	42 	4 	126
## 6 	83737 	72 	1 	128
## 7 	93703 	2 	5 	145
## 8 	93704 	2 	3 	143
## 9 	93705 	66 	4 	145
## 10 93706 	18 	5 	134
## 11 93707 	13 	5 	138
## 12 93708 	66 	5 	138
```

第三节　数值修约与显示方式

一、设定小数位数

round(x, digits = 0)

round()函数将其第一个参数中的值四舍五入到指定的小数位数(默认为 0)。

```
x <- pi
x
## [1] 3.141593
round(x, 3)# 保留小数点后三位
## [1] 3.142
y <- rnorm(5)
y
## [1] -0.07318726 -0.41381536  1.35007890 -0.06582195 -1.06357392
round(y, 2)# 保留小数点后两位
## [1] -0.07 -0.41  1.35 -0.07 -1.06
```

二、设定有效数字位数

options()函数的参数"digits="设置显示多少位有效数字。

```
x <- pi
x
## [1] 3.141593
y <- rnorm(5)
y
## [1] -0.1441911 -0.8752149  0.1619511  0.3414152 -0.1680657
options(digits = 3)
x <- pi
x
## [1] 3.14
y <- rnorm(5)
y
## [1]  0.970 -0.374 -0.161 -0.152  0.356
```

三、科学计数法

10 万以上的数字,在 R 里面就会用科学计数法显示。如果用普通方式显示大于 10

万的数字,设置 options()函数的参数"scipen="。

scipen = 1,阈值就增加 1 位,变成 100 万;scipen = 2,阈值增加 2 位,变成 1000 万。为了让所有的数字都采用传统的数字表示,可以将 scipen 的数字设置得足够大。

```
x <- 100000
x
## [1] 1e+05
options(scipen = 1)
x <- 100000
x
## [1] 100000
```

第四节　离群值检验

离群值是样本中的一个或几个观测值,它们离开其他观测值较远,暗示它们可能来自不同的总体。

一、使用箱线图判定离群值

箱体下边线代表下四分位数(Q_1),表示整体数据中有 25%的数据少于该值;箱体上边线代表上四分位数(Q_3),表示整体数据中有 75%的数据少于该值;箱体中间的线代表中位数,是一组数从小到大排列、居于正中间的单个数或正中间两个数的均值;箱体的长度代表第 75 百分位数和第 25 百分位数的差值, 也称四分位间距 (interquartile range, IQR)。箱体两端的衍生线最下延伸至 $Q_1 - 1.5*$ IQR(下极限),最上延伸至 $Q_3 + 1.5*$ IQR (上极限)。超出上下极限的点为离群值点(图 2-7)。

```
set.seed(66)
x <- rnorm(30)
b <- boxplot(x)
```

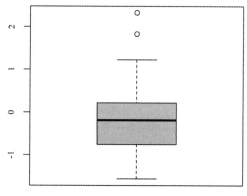

图 2-7　箱线图

```
out <- boxplot.stats(x)$out
out_ind <- which(x %in% c(out))
out_ind
## [1]  1  23
```

结果显示,第1和第23个观测值为离群值。

二、Hampel filter

将中位数加上或减去3个中位数绝对偏差(MAD)形成的间隔(I)之外的值视为异常值。

```
lower_bound <- median(x) - 3 * mad(x)
lower_bound
## [1] -2.411003
upper_bound <- median(x) + 3 * mad(x)
upper_bound
## [1] 2.042054
outlier_ind <- which(x < lower_bound | x > upper_bound)
outlier_ind
## [1] 1
```

结果显示,第1个观测值为离群值。

三、服从正态分布的数据,均值加减三倍标准差

```
lower_bound <- mean(x) - 3 * sd(x)
lower_bound
## [1] -2.799798
upper_bound <- mean(x) + 3 * sd(x)
upper_bound
## [1] 2.517698
outlier_ind <- which(x < lower_bound | x > upper_bound)
outlier_ind
## integer(0)
```

结果显示,没有离群值。

四、统计测试

只有当数据服从或近似正态分布时,下述3个测试才适用。必须在对异常值应用这些测试之前进行正态性检验。

●　检出水平(detection level):为检出离群值而指定的统计检验的显著性水平。除非另有约定,α=0.05。

●　剔除水平(deletion level):为检出离群值是否高度离群而指定的统计检验的显

著性水平。除非另有约定，$\alpha=0.01$。

1. Grubbs 测试

Grubbs 测试不适用以下 6 个样本。

(1)检验最大值

原假设 H_0:最大值不是异常值;

备择假设 H_1:最大值是异常值。

若 $p<0.05$,拒绝原假设。

```
library(outliers)
test <- grubbs.test(x)
test
##
##   Grubbs test for one outlier
##
## data： x
## G = 2.78141, U = 0.72403, p-value = 0.0431
## alternative hypothesis： highest value 2.32397466475577 is an outlier
```
$p<0.05$,拒绝原假设。

(2)检验最小值,加选项 opposite = TRUE

原假设 H_0:最小值不是异常值;

备择假设 H_1:最小值是异常值。

若 $p<0.05$,拒绝原假设。

```
test <- grubbs.test(x, opposite = TRUE)
test
##
##   Grubbs test for one outlier
##
## data： x
## G = 1.60053, U = 0.90862, p-value = 1
## alternative hypothesis： lowest value -1.5595203532183 is an outlier
```
$p>0.05$,不能拒绝原假设。

2. Dixon 测试

Dixon 测试用于测试单个低值或高值是否是异常值。如果怀疑有多个异常值,则必须分别对这些可疑异常值执行测试。Dixon 测试接受 3~30 个观察值的数据集。

(1)检验最大值

原假设 H_0:最大值不是异常值;

备择假设 H_1:最大值是异常值。

若 $p<0.05$,拒绝原假设。

```
test <- dixon.test(x)
```

```
test
##
##  Dixon test for outliers
##
## data：x
## Q = 0.30278, p-value = 0.2974
## alternative hypothesis：highest value 2.32397466475577 is an outlier
```
$p>0.05$,不能拒绝原假设。

(2)检验最小值,加选项 opposite = TRUE

原假设 H_0:最小值不是异常值;

备择假设 H_1:最小值是异常值。

若 $p<0.05$,拒绝原假设。

```
test <- dixon.test(x, opposite = TRUE)
test
##
##  Dixon test for outliers
##
## data：x
## Q = 0.09435, p-value = 0.374
## alternative hypothesis：lowest value -1.5595203532183 is an outlier
```
$p>0.05$,不能拒绝原假设。

如果最大值或最小值为异常值,删除后重新检测,直至不含异常值。

```
x <- rm.outlier(x) # 删除最大异常值
x <- rm.outlier(x, opposite = TRUE) # 删除最小异常值
```

　　3. Rosner's test

　　Rosner's test 用于一次检测多个离群值（与必须反复执行以筛选多个离群值的 Grubbs 和 Dixon 测试不同)Rosner 测试最合适的观察值个数不小于 20。

　　函数 rosnerTest()需要数据和可疑离群值 $k(k=3$,可疑离群值的默认数目)。

```
library(EnvStats)
##
## 载入程辑包：'EnvStats'
## The following objects are masked from 'package:stats':
##
##      predict, predict.lm
## The following object is masked from 'package:base':
##
##      print.default
test <- rosnerTest(x, k = 3)
```

```
test
## $distribution
## [1] "Normal"
##
## $statistic
##        R.1      R.2      R.3
## 2.727971 2.334024 2.122364
##
## $sample.size
## [1] 28
##
## $parameters
## k
## 3
##
## $alpha
## [1] 0.05
##
## $crit.value
## lambda.1 lambda.2 lambda.3
## 2.876209 2.858923 2.840774
##
## $n.outliers
## [1] 0
##
## $alternative
## [1] "Up to 3 observations are not\n
        from the same Distribution."
##
## $method
## [1] "Rosner's Test for Outliers"
##
## $data
##  [1]  0.21697710  0.41819268 -0.19099283 -0.31483840 -0.64785812 -0.75670339
##  [7]  1.22775750 -0.17795667  0.03127497 -1.13662801 -0.98857533 -0.31148756
## [13] -1.29654042 -0.94569103  0.18392163 -0.29205613  0.13063903  0.10516296
## [19]  0.51712772 -0.06876052  0.06592148  1.83103251 -0.65081252 -0.89510129
## [25]  0.35036933  0.41906892 -0.29512243 -1.52427752
```

```
##
## $data.name
## [1] "x"
##
## $bad.obs
## [1] 0
##
## $all.stats
##   i     Mean.i       SD.i     Value Obs.Num      R.i+1 lambda.i+1 Outlier
## 1 0 -0.1784270 0.7366131  1.831033      22 2.727971   2.876209   FALSE
## 2 1 -0.2528514 0.6343588  1.227758       7 2.334024   2.858923   FALSE
## 3 2 -0.3097979 0.5722297 -1.524278      28 2.122364   2.840774   FALSE
##
## attr(,"class")
## [1] "gofOutlier"
```

第五节　取子集

一、数据集简介

　　根据世界卫生组织的标准,对居住在亚利桑那州凤凰城附近的最小21岁、具有皮马印第安血统的女性群体进行了糖尿病检测。Pima.tr {MASS}数据集由美国国家糖尿病、消化和肾脏疾病研究所收集,包括8个变量,200条观测记录。

变量名称如下。

npreg:怀孕次数;

glu:口服葡萄糖耐量试验中的血浆葡萄糖浓度;

bp:舒张压 (mm Hg);

skin:三头肌皮褶厚度(mm);

bmi:体重指数;

ped:糖尿病谱系功能(根据家族史评估糖尿病可能性的功能);

age:年龄;

type:Yes or No,根据 WHO 标准判定是否糖尿病患者。

```
library(MASS)
knitr::kable(head(Pima.tr))# 显示前 6 行
```

npreg	glu	bp	skin	bmi	ped	age	type
5	86	68	28	30.2	0.364	24	No
7	195	70	33	25.1	0.163	55	Yes
5	77	82	41	35.8	0.156	35	No
0	165	76	43	47.9	0.259	26	No
0	107	60	25	26.4	0.133	23	No
5	97	76	27	35.6	0.378	52	Yes

二、取子集

R 取子集使用基础包的 subset()函数。

```
subset(x, subset, select)
```

(1)x,选取子集的对象

(2)subset,指示要保留的元素或行的逻辑表达式

单一条件,age>50(变量 age 的值大于 50);

同时具备多个条件,用符号"&"连接,bmi>25 & age > 50;

具备多个条件之一,用符号"|"连接,bmi>25| age > 50。

(3)select,表达式,指示要从数据框中选择的列

select = c(age,glu,bmi))

select = (-skin)

select = (glu:bmi)

三、R 实例

1. 选出年龄大于 50 的数据

```
subage50 <- subset(Pima.tr, age > 50)
knitr::kable(head(subage50))# 显示前 6 行
```

	npreg	glu	bp	skin	bmi	ped	age	type
2	7	195	70	33	25.1	0.163	55	Yes
6	5	97	76	27	35.6	0.378	52	Yes
9	3	142	80	15	32.4	0.200	63	No
13	1	189	60	23	30.1	0.398	59	Yes
18	11	143	94	33	36.6	0.254	51	Yes
36	13	145	82	19	22.2	0.245	57	No

2. 选出年龄大于 50 的数据,只显示 age,glu 和 bmi 变量

```
subagb <- subset(Pima.tr, age > 50, select = c(age, glu, bmi))
```

```
knitr::kable(head(subagb))# 显示前 6 行
```

	age	glu	bmi
2	55	195	25.1
6	52	97	35.6
9	63	142	32.4
13	59	189	30.1
18	51	143	36.6
36	57	145	22.2

3. 选出年龄大于 50 并且 type == Yes 的数据,显示除了变量 skin 以外的变量

```
gbs <- subset(Pima.tr, bmi > 25 & age > 50, select = -skin)
knitr::kable(head(gbs))# 显示前 6 行
```

	npreg	glu	bp	bmi	ped	age	type
2	7	195	70	25.1	0.163	55	Yes
6	5	97	76	35.6	0.378	52	Yes
9	3	142	80	32.4	0.200	63	No
13	1	189	60	30.1	0.398	59	Yes
18	11	143	94	36.6	0.254	51	Yes
41	8	176	90	33.7	0.467	58	Yes

4. 选出年龄大于 50 或者 type == Yes 的数据,显示变量 glu 到 bmi 之间所有变量

```
sgb <- subset(Pima.tr, bmi > 25 | age > 50, select = glu:bmi)
knitr::kable(head(sgb))# 显示前 6 行
```

glu	bp	skin	bmi
86	68	28	30.2
195	70	33	25.1
77	82	41	35.8
165	76	43	47.9
107	60	25	26.4
97	76	27	35.6

5. 随机抽样

```
set.seed(6)# 设置随机抽样种子
sub <- sample(nrow(Pima.tr), 10)# 无放回随机抽取 10 个行序号
subP <- Pima.tr[sub, ]# 显示抽取的数据
```

```
knitr::kable(head(subP))# 显示前 6 行
```

	npreg	glu	bp	skin	bmi	ped	age	type
53	8	154	78	32	32.4	0.443	45	Yes
10	2	128	78	37	43.3	1.224	31	Yes
173	7	194	68	28	35.9	0.745	41	Yes
78	2	96	68	13	21.1	0.647	26	No
184	8	100	74	40	39.4	0.661	43	Yes
100	10	148	84	48	37.6	1.001	51	Yes

6. 划分训练集和测试集

(1)sample()函数划分

```
set.seed(6)# 设置随机抽样种子
trains = sample(nrow(Pima.tr), round(nrow(Pima.tr) * 3 / 4))
#round()四舍五入
train_Pima = Pima.tr[trains, ]
test_Pima = Pima.tr[-trains, ]
dim(train_Pima)
## [1] 150    8
dim(test_Pima)
## [1] 50    8
```

(2)createDataPartition()函数划分

```
library(caret) # 数据划分函数 createDataPartition( )在此包内
## 载入需要的程辑包:ggplot2
## 载入需要的程辑包:lattice
trainc = createDataPartition(y = iris$Species,
                  p = 0.80,
                  list = FALSE)
train_iris = iris[trainc, ]#80%的 iris 数据作为训练数据
test_iris = iris[-trainc, ]#20%的 iris 数据作为测试数据
```

数据集 iris 包含 150 个观察值,5 个变量。其中有 4 个定量变量和 1 个定性(分类)变量。

以上命令中 createDataPartition()是数据划分函数,对象是 iris$Species,p=0.80 表示训练数据所占的比例为 80%,list 是输出结果的格式,默认 list=FALSE。

使用 createDataPartition()函数的好处在于,它能将含有分类变量的数据集随机抽取出需要的训练集来。比如数据集共有 100 个样本点,前 50 个是一类,后 50 个是一类。为了让训练集里两类样本都各有一些,必然希望从前 50 个样本点中随机抽取一定比例,后 50 个中也随机抽取相应比例的样本点来组成训练集。createDataPartition 会自动从

分类变量的各个因子水平随机取出等比例的数据来,组成训练集。

第六节 创建分类变量

1. 定义因子水平

创建分类使用 factor() 函数。如果省略定义因子水平的步骤,R 会将按字母顺序排序的数据作为因子水平。

```
xc <- c("Dec", "Apr", "Jan", "Mar")# 字符向量
str(xc)
##  chr [1:4] "Dec" "Apr" "Jan" "Mar"
xc
## [1] "Dec" "Apr" "Jan" "Mar"
xf <- factor(xc)# 创建分类变量,省略定义因子水平
xf
## [1] Dec Apr Jan Mar
## Levels: Apr Dec Jan Mar
# 创建分类变量,定义因子水平
xfl <- factor(xc, levels <- c("Jan", "Mar", "Apr", "Dec"))
xfl
## [1] Dec Apr Jan Mar
## Levels: Jan Mar Apr Dec
```

2. 建立二元变量

```
# 依照美国的高血压标准:收缩压≥130mmHg 和(或) 舒张压≥80mmHg 构建二分类变量
library(NHANES)
attach(NHANES)
NHANES$Hypertension <-
  ifelse(NHANES$BPSysAve >= 130|NHANES$BPDiaAve >= 80, "Yes", "No")
table(NHANES$Hypertension)
##
##   No  Yes
## 6042 2509
# 按高血尿酸标准:男性 >416 umol/L,女性 >357 umol/L,构建二分类变量
library(foreign)
DEMO_J <- read.xport("DEMO_j.XPT")
BIOPRO_J <- read.xport("BIOPRO_J.XPT")
DB <- merge(DEMO_J, BIOPRO_J)# 合并数据集
```

```
DB$HUA <-
  ifelse ((DB$LBDSUASI > 416 & DB$RIAGENDR == 1 | DB$LBDSUASI > 357 &
DB$RIAGENDR == 2), "Yes", "No")
table(DB$HUA)
##
##   No  Yes
## 4766 1135
```

按是否大于收缩压的中位数创建分类变量,因子水平设为 "Yes" 和 "No"

```
NHANES$Hyp <-
  ifelse(NHANES$BPSysAve > median(BPSysAve, na.rm = T), "Yes", "No")
table(NHANES$Hyp)
##
##   No  Yes
## 4426 4125
```

3. 建立多分类变量

体重指数分类方案如表 2-1 所示。

表 2-1　体重指数分类方案

BMI 分类	WHO 标准	亚洲标准	中国参考标准	相关疾病发病的危险性
体重过低 Under Weight	BMI<18.5	BMI<18.5	BMI<18.5	低(但其他疾病危险性增加)
正常范围 Normal Weight	BMI≥18.5	BMI≥18.5	BMI≥18.5	平均水平
超重 Over Weight	BMI≥25	BMI≥23	BMI≥24	增加
肥胖前期 Pre-obese	BMI≥25	BMI≥23	BMI≥24	增加
I 度肥胖 Obesity Class I	BMI≥30	BMI≥25	BMI≥28	中度增加
II 度肥胖 Obesity Class II	BMI≥35	BMI≥30	BMI≥30	严重增加
III度肥胖 Obesity Class III	BMI≥40.0	BMI≥40.0	BMI≥40.0	非常严重增加

依照 BMI 划分标准创建 BMI 多分类变量

```
library(NHANES)
NHANES$BMIcla = ifelse(NHANES$BMI < 18.5, "Under Weight",
  ifelse(NHANES$BMI >= 18.5 & NHANES$BMI < 25, "Normal Weight",
```

```
ifelse(NHANES$BMI >= 25 & NHANES$BMI < 30, "Over Weight",
  ifelse(NHANES$BMI >= 30 & NHANES$BMI < 35, "Obesity Class I",
  ifelse(NHANES$BMI >= 35 & NHANES$BMI < 40, "Obesity Class II",
  ifelse(NHANES$BMI > 40, "Obesity Class III", NA))))))
table(NHANES$BMIcla)
##
##    Normal Weight   Obesity Class I  Obesity Class II Obesity Class III
##             2941              1613               668               476
##      Over Weight      Under Weight
##             2656              1271
# 以 20 为组距划分年龄组
#AgeDec(年龄组):0_20, 21_40, 41_60, or 60_plus
NHANES$AgeDec = ifelse(NHANES$Age <= 20, "0-20",
  ifelse(NHANES$Age > 20 & NHANES$Age <= 40, "21-40",
  ifelse(NHANES$Age > 40 & NHANES$Age <= 60, "41-60",
  ifelse(NHANES$Age > 60, "60_plus ", NA))))
table(NHANES$AgeDec)
##
##      0-20     21-40     41-60 60_plus
##      2906      2705      2671    1718
NHANES$AgeDec <- as.factor(NHANES$AgeDec)
NHANES$Agecut = cut(NHANES$Age,
  breaks = c(min(NHANES$Age), 20, 40, 60, max(NHANES$Age)),
  include.lowest = TRUE)
table(NHANES$Agecut)
##
##   [0,20] (20,40] (40,60] (60,80]
##     2906    2705    2671    1718
# 连续变量按分位数划分
attach(mtcars)
q = quantile(mtcars$mpg, c(.20, .40, .60, .80), type = 2)
q
##  20%  40%  60%  80%
## 15.2 17.8 21.0 24.4
mtcars$quintiles = ifelse(mtcars$mpg <= q[1], 1,
  ifelse(mtcars$mpg > q[1] & mtcars$mpg <= q[2], 2,
  ifelse(mtcars$mpg > q[2] & mtcars$mpg <= q[3], 3,
  ifelse(mtcars$mpg > q[3] & mtcars$mpg <= q[4], 4,
```

```
  ifelse(mtcars$mpg > q[4], 5, NA)))))
table(mtcars$quintiles)
##
## 1 2 3 4 5
## 8 5 7 6 6
```

4. 更改因子水平标签名称

```
RIAGENDR <- factor(RIAGENDR, labels = c("Male", "Fmale"))
RIAGENDR - Gender
Variable Name:RIAGENDR
```

第三章 描述性统计分析

变量是观测单位(调查对象)的特征或属性(图3-1)。如果一个变量的取值是定量的,称为定量变量。定量变量有连续变量和离散变量之分,取值范围在理论上连续不断的定量变量称为连续变量;取值范围间断的定量变量称为离散变量。如果一个变量的取值是定性的,称为定性变量。定性变量有互不相容的类别,分为有序分类变量和无序分类变量。无序分类变量又分为二分类变量和多分类变量。连续变量可以经过变量分割转换成定性变量。

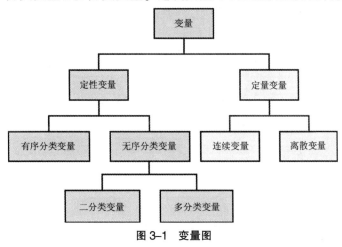

图3-1 变量图

第一节 数值法

一、中心位置的度量

平均数适合描述服从正态分布的连续变量的中心位置, 中位数适合描述不服从正态分布的连续变量的中心位置。

二、变异程度的度量

1. 标准差

描述服从正态分布的资料的变异程度时,最适宜选择的指标是标准差(方差的正平方根),标准差和原始数据的单位量纲相同。

$$样本标准差: s = \sqrt{\dfrac{\sqrt{\sum_{i=1}^{n}(x_i - \bar{x})^2}}{n}}$$

2. 四分位间距(InterQuartile Range, IQR)

四分位间距作为变异程度的一种度量, 能够克服异常值的影响。适合描述非正态分布资料的变异程度。

第一四分位数 (Q_1) 又称较小四分位数, 等于该样本中所有数值由小到大排列后第25%的数字。

第二四分位数 (Q_2) 又称中位数, 等于该样本中所有数值由小到大排列后第50%的数字。

第三四分位数 (Q_3) 又称较大四分位数, 等于该样本中所有数值由小到大排列后第75%的数字。

第三四分位数 Q_3 与第一四分位数 Q_1 的差值称四分位距: $IQR = Q_3 - Q_1$。

数据的平均水平和变异程度:

正态分布: 均值加减标准差, Mean±SD;

偏态分布: 中位数和四分位间距, Median[IQR]。

相同量纲, 均值比较接近的数据, 通过标准差比较变异程度; 量纲不同或量纲相同但均值相差悬殊的数据, 通过 RSD 比较变异程度。

三、数据正态性检验

1. 夏皮罗－威尔克检验

夏皮罗－威尔克检验(Shapiro-Wilk test)(W 检验), 是 1965 年由夏皮罗和威尔克提出的一种检验正态性的方法, 该方法当时对样本容量的要求是 8~50。目前, R 中进行夏皮罗－威尔克检验, 样本量可以为 3~5000。

shapiro.test()函数只有一个参数 x。x 是数值型向量, 该向量允许存在 NA。

H_0: 该数据服从正态分布, H_1: 该数据不服从正态分布。

当 $p > 0.10$ 时, 没有理由拒绝 H_0, 认为样本所来自的总体分布服从正态分布; 否则不服从正态分布。

2. 柯尔莫戈洛夫－斯米诺夫检验

柯尔莫戈洛夫－斯米诺夫检验(Kolmogorov-Smirnov test), 简称 K-S 检验。它是以两位苏联数学家 Kolmogorov 和 Smirnov 的名字命名的。K-S 检验可以用于判断某个样本是否服从某个已知分布, 也可以用于检验两个样本之间的显著性差异。K-S 检验适合用于样本量超过 2000 的大样本的正态性检验。ks.test (x,'pnorm') # 选项 'pnorm', 正态分布检验

H_0: 该数据服从正态分布, H_1: 该数据不服从正态分布。

当 $p > 0.10$ 时, 没有理由拒绝 H_0, 认为样本所来自的总体分布服从正态分布; 否则不服从正态分布。

K-S 检验是计算数据分布函数与假设总体分布函数之间的差异。采用秩统计量, 在排

序过程中若有重复值的话就会显示警告:

Warning message:

In ks.test(INDHHIN2, "pnorm") :

  ties should not be present for the Kolmogorov-Smirnov test

出现这个警告的原因是数据中有重复值。排除此警告的方法是用 jitter 给重复数据加噪音:ks.test(jitter(x),'pnorm',mean(x),sd(x))。此方法不会影响数据分布,也不会影响最终的检测结果。

如果数据有缺失值,应该先删除缺失值。

若两种检验结果的显著性相抵触,当样本量 $n<2000$ 时,以夏皮洛 – 威尔克检验结果为准;当样本量 $n>2000$ 时,以柯尔莫戈洛夫 – 斯米诺夫检验结果为准。

3. 分位数图

分位数图(Quantile Quantile plot,简称 QQ 图)是散点图的一种。从图形的角度来说,可以用 QQ 图检查数据是否服从某种分布。横坐标为某一样本的分位数,纵坐标为另一样本的分位数,横坐标与纵坐标组成的点代表同一个累计概率所对应的分位数。若数据点分布在 $y=x$ 附近,且全部落在置信区间,即可认为服从正态分布。

四、R 实例

1. 求均值和标准差

```
library(foreign)
DEMO <- read.xport("D:\\DEMO_J.XPT") # 读取人口统计变量数据文件
BMX <- read.xport("D:\\BMX_J.XPT") # 读取身体测量数据文件
DB <- merge(DEMO, BMX) # 合并数据框
DBsub <- subset(DB, RIDAGEYR == 3) # 提取三岁儿童的子集
attach(DBsub) # 加载子集数据
shapiro.test(BMXHT) # 数据正态性检验
##  Shapiro-Wilk normality test
##
## data: BMXHT
## W = 0.99246, p-value = 0.583
```

$p>0.10$,没有理由拒绝 H_0,数据服从正态分布。

```
mean(na.omit(BMXHT)) # na.omit(),删除缺失值
## [1] 98.80255
sd(na.omit(BMXHT))
## [1] 4.558775
```

2. 求中位数和四分位间距

```
library(foreign)
DEMO <- read.xport("D:\\DEMO_J.XPT") # 读取人口统计变量数据文件
attach(DEMO)
```

```
sum(is.na(INDHHIN2)) # 统计变量"INDHHIN2"缺失值的个数
## [1] 491
INDHHIN <- na.omit(INDHHIN2) # 删除变量"INDHHIN2"的缺失值
ks.test(jitter(INDHHIN), 'pnorm', mean(INDHHIN), sd(INDHHIN))
##  One-sample Kolmogorov-Smirnov test
##
## data： jitter(INDHHIN)
## D = 0.39352, p-value < 2.2e-16
## alternative hypothesis: two-sided
```

$p<0.10$,有理由拒绝 H_0,数据不服从正态分布。

```
median(INDHHIN) # 中位数
## [1] 8
IQR(INDHHIN) # 四分位间距
## [1] 8
quantile(INDHHIN) # 分位数
##   0%  25%  50%  75% 100%
##    1    6    8   14   99
```

第二节　表格法

一、分类变量汇总

频数:在几个互不重叠的组别中,每一组项的个数。

相对频数:相对频数 $=\dfrac{频数}{n}$(一个组的相对频数等于该组的项数占总项数的比例,n 为观测值的个数)。

百分频数:百分比频数 $=\dfrac{频数}{n}\times100$。

频数之和等于观测值的数目。相对频数之和等于 1.00,百分比频数之和等于 100。

人口统计变量数据框中的变量 RIAGENDR 为数值变量。1 代表 Male,2 代表 Female。

变量 RIDRETH1 为数值变量,1 代表 Mexican American ,2 代表 Other Hispanic ,3 代表 Non-Hispanic White,4 代表 Non-Hispanic Black ,5 代表 Other Race。

分类变量汇总时需要将数值变量 RIAGENDR 和 RIDRETH1 设置成分类变量,并为每个类别添加标签。

```
library(foreign)
DEMO <- read.xport("D:\\DEMO_J.XPT") # 读取人口统计变量数据文件
BMX <- read.xport("D:\\BMX_J.XPT") # 读取身体测量数据文件
DB <- merge(DEMO, BMX) # 合并数据框
# 将变量 RIAGENDR 和 RIDRETH1 设置成分类变量,并为每个类别添加标签。
DB <- within(DB,{
  RIAGENDR <- factor(RIAGENDR, labels = c("Male", "Fmale"))
  RIDRETH1 <- factor(RIDRETH1, labels = c("Mexican American",
      "Other Hispanic", "Non-Hispanic White", "Non-Hispanic Black",
      "Other Race"))})
library(descriptr)
ds_freq_table(DB, RIDRETH1)
##                           Variable: RIDRETH1
## ------------------------------------------------------------------------
##     Levels        Frequency    Cum Frequency      Percent      Cum Percent
## ------------------------------------------------------------------------
## Mexican American     1298         1298            14.91          14.91
## ------------------------------------------------------------------------
##  Other Hispanic       773         2071             8.88          23.79
## ------------------------------------------------------------------------
## Non-Hispanic White   2931         5002            33.67          57.47
## ------------------------------------------------------------------------
## Non-Hispanic Black   2010         7012            23.09          80.56
## ------------------------------------------------------------------------
##   Other Race         1692         8704            19.44           100
## ------------------------------------------------------------------------
##     Total            8704           -            100.00            -
## ------------------------------------------------------------------------
```

二维列联表需要 gmodels 包的 CrossTable()函数。

```
attach(DB)
library(gmodels)
CrossTable(RIDRETH1, RIAGENDR, prop.r = F, prop.c = F, prop.t = F,
          prop.chisq = F)
##    Cell Contents
## |-------------------------|
## |                       N |
## |-------------------------|
##
```

```
##
## Total Observations in Table：8704
##
##
##                     | RIAGENDR
##          RIDRETH1 |    Male |   Fmale | Row Total |
## -------------------|-----------|-----------|-----------|
##    Mexican American |     608 |     690 |      1298 |
## -------------------|-----------|-----------|-----------|
##     Other Hispanic |     374 |     399 |       773 |
## -------------------|-----------|-----------|-----------|
## Non-Hispanic White |    1467 |    1464 |      2931 |
## -------------------|-----------|-----------|-----------|
## Non-Hispanic Black |     980 |    1030 |      2010 |
## -------------------|-----------|-----------|-----------|
##         Other Race |     844 |     848 |      1692 |
## -------------------|-----------|-----------|-----------|
##       Column Total |    4273 |    4431 |      8704 |
## -------------------|-----------|-----------|-----------|
```

```
CrossTable(RIDRETH1, RIAGENDR, prop.r = T, prop.c = F, prop.t = F,
           prop.chisq = F)
##     Cell Contents
## |-----------------------|
## |                     N |
## |           N / Row Total |
## |-----------------------|
##
## Total Observations in Table：8704
```

```
##                     | RIAGENDR
##          RIDRETH1 |    Male |   Fmale | Row Total |
## -------------------|-----------|-----------|-----------|
##    Mexican American |     608 |     690 |      1298 |
##                     |   0.468 |   0.532 |     0.149 |
## -------------------|-----------|-----------|-----------|
##     Other Hispanic |     374 |     399 |       773 |
##                     |   0.484 |   0.516 |     0.089 |
```

```
## ------------------|-----------|-----------|-----------|
## Non-Hispanic White |      1467 |      1464 |      2931 |
##                    |     0.501 |     0.499 |     0.337 |
## ------------------|-----------|-----------|-----------|
## Non-Hispanic Black |       980 |      1030 |      2010 |
##                    |     0.488 |     0.512 |     0.231 |
## ------------------|-----------|-----------|-----------|
##        Other Race |       844 |       848 |      1692 |
##                    |     0.499 |     0.501 |     0.194 |
## ------------------|-----------|-----------|-----------|
##      Column Total |      4273 |      4431 |      8704 |
## ------------------|-----------|-----------|-----------|
```

二、连续变量汇总

将变量 RIDAGEYR 按下列标准指定组限分割,生成一个新变量 Agegroup。

童年:0~6 岁;少年:7~17 岁;青年:18~40 岁;中年:41~65 岁;老年:>66 岁。

```
DB$Agegroup <- cut(RIDAGEYR, breaks = c(0, 7, 18, 41, 66, 80))
library(descriptr)
ds_freq_table(DB, Agegroup)
##                        Variable: Agegroup
## ----------------------------------------------------------------
## Levels    Frequency   Cum Frequency     Percent      Cum Percent
## ----------------------------------------------------------------
## (0,7]        1234        1234            14.75         14.75
## ----------------------------------------------------------------
## (7,18]       1734        2968            20.73         35.48
## ----------------------------------------------------------------
## (18,41]      1886        4854            22.54         58.02
## ----------------------------------------------------------------
## (41,66]      2304        7158            27.54         85.56
## ----------------------------------------------------------------
## (66,80]      1208        8366            14.44         100
## ----------------------------------------------------------------
## Missing       338          -           3.883272          -
## ----------------------------------------------------------------
## Total        8704          -           100.00            -
## ----------------------------------------------------------------
library(gmodels)
```

```
attach(DB)
CrossTable(Agegroup, RIAGENDR, prop.r = F, prop.c = F, prop.t = F,
          prop.chisq = F)
```

```
##    Cell Contents
## |-----------------------|
## |                     N |
## |-----------------------|
##
##
## Total Observations in Table:  8366
##              | RIAGENDR
##    Agegroup |    Male |    Fmale | Row Total |
## -------------|-----------|-----------|-----------|
##      (0,7] |     618 |     616 |     1234 |
## -------------|-----------|-----------|-----------|
##      (7,18] |     871 |     863 |     1734 |
## -------------|-----------|-----------|-----------|
##     (18,41] |     888 |     998 |     1886 |
## -------------|-----------|-----------|-----------|
##     (41,66] |    1104 |    1200 |     2304 |
## -------------|-----------|-----------|-----------|
##     (66,80] |     613 |     595 |     1208 |
## -------------|-----------|-----------|-----------|
## Column Total |    4094 |    4272 |     8366 |
## -------------|-----------|-----------|-----------|
```

```
CrossTable(Agegroup, RIAGENDR, prop.r = T, prop.c = F, prop.t = F,
          prop.chisq = F)
```

```
##    Cell Contents
## |-----------------------|
## |                     N |
## |         N / Row Total |
## |-----------------------|
##
##
## Total Observations in Table:  8366
```

```
##
##
##              | RIAGENDR
##     Agegroup |     Male |    Fmale | Row Total |
## -------------|----------|----------|-----------|
##       (0,7] |      618 |      616 |      1234 |
##             |    0.501 |    0.499 |     0.148 |
## -------------|----------|----------|-----------|
##      (7,18] |      871 |      863 |      1734 |
##             |    0.502 |    0.498 |     0.207 |
## -------------|----------|----------|-----------|
##     (18,41] |      888 |      998 |      1886 |
##             |    0.471 |    0.529 |     0.225 |
## -------------|----------|----------|-----------|
##     (41,66] |     1104 |     1200 |      2304 |
##             |    0.479 |    0.521 |     0.275 |
## -------------|----------|----------|-----------|
##     (66,80] |      613 |      595 |      1208 |
##             |    0.507 |    0.493 |     0.144 |
## -------------|----------|----------|-----------|
## Column Total |     4094 |     4272 |      8366 |
## -------------|----------|----------|-----------|
```

第三节　图形法

一、描述连续变量分布的图形

1. 直方图

直方图是展示连续型变量(能取数轴上的任何值)分布的一种可视化方法。当只有一个连续型变量时,直方图是更常见的选择。

创建直方图的变量 x 是一个由连续型变量组成的向量。在 x 轴上将连续型变量的值域分割为一定数量的区间,即对 x 轴进行等宽分箱。y 轴表示连续型变量在不同区间的频数(或频率)。

使用 R 基础绘图系统 hist( )函数直方图绘制。

(1)更改坐标轴标签,其他参数默认

hist( )函数绘制直方图时,Y 轴默认的坐标轴标签为"Frequency",X 轴默认的坐标轴标签为体重的变量名"BMXWT"(图 3-1)。更改坐标轴标签使用参数 xlab 和 ylab。

```
library(foreign)
DEMO <- read.xport("D:\\DEMO_J.XPT") # 读取人口统计变量数据文件
BMX <- read.xport("D:\\BMX_J.XPT") # 读取身体测量数据文件
DB <- merge(DEMO, BMX) # 合并数据框
DBsub <- subset(DB, RIDAGEYR > 18 & RIAGENDR == 1)
# 提取成年男性数据子集
attach(DBsub)
hist(BMXWT, xlab = " 体重(kg)", ylab = " 频数 ")
```

(2)Y 轴标签设为概率密度

hist( )函数绘制直方图时 Y 轴标签默认为频数(Frequency),参数 freq=FALSE,可以将直方图的 Y 轴标签设为概率密度(图 3-2)。

```
hist(BMXWT, main = " ",freq = FALSE,
    xlab = " 体重(kg)", ylab = " 概率密度 ")
```

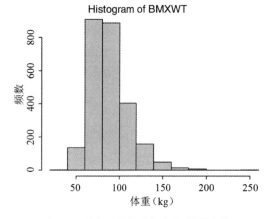

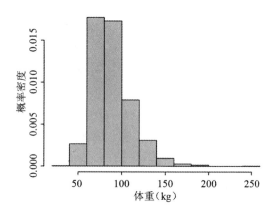

图 3-1　成年男性体重直方图(默认参数)　　图 3-2　成年男性体重直方图(Y 轴标签为概率密度)

(3)改变条柱颜色

基本直方图的条柱填充色为灰色,参数 col 可以改变条柱颜色,其后面的引号内为设置颜色的名称(图 3-3)。

```
hist(BMXWT, main = " ", col = "#008B45",
    xlab = " 体重(kg)", ylab = " 频数 ")
```

(4)加边框(图 3-4)

在绘图代码下方加一行代码 box()

```
hist(BMXWT, main = " ", xlab = " 体重(kg)", ylab = " 频数 ")
box()
```

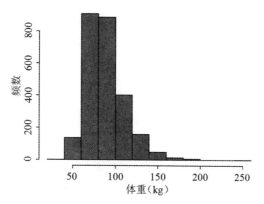

图3-3　成年男性体重直方图(改变条柱颜色)

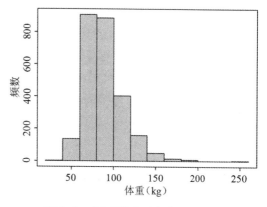

图3-4　成年男性体重直方图(加边框)

(5)调整 Y 轴范围(图3-5)

使用参数 ylim 调整 Y 轴范围。

```
hist(BMXWT, main = " ", ylim = c(0, 1000),
    xlab = "体重(kg)", ylab = "频数")
```

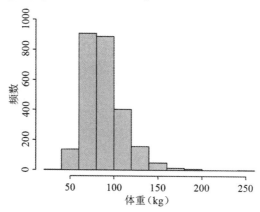

图3-5　成年男性体重直方图(调整 Y 轴范围)

2. 箱线图

箱线图是由美国统计学家约翰·图基(John Tukey)于1977年发明的。箱线图可以反映连续变量的分布形态和离散程度。箱线图的中位数如果偏离上下四分位数的中心位置,说明数据呈偏态分布。箱线图的箱子包含了连续变量50%的数据,因此,箱子的长度在一定程度上反映了数据的离散程度,箱子越短说明数据越集中。

当只有一个连续型变量时,不适合画箱线图。箱线图最有效的使用途径是进行数据之间的比较,配合一个或两个分类,画分组箱线图。将多个箱线图并行排列,可以比较数据的中位数、尾长、离群值和分布区间等。

```
library(foreign)
DEMO <- read.xport("D:\\DEMO_J.XPT")# 读取人口统计变量数据文件
BIOPRO <- read.xport("D:\\BIOPRO_J.XPT")# 读取标准生化数据文件
DBI <- merge(DEMO, BIOPRO)# 合并数据集
```

```
DBISUB <- subset(DBI, RIDRETH1 < 4)
# 将变量 RIAGENDR 和 RIDRETH1 设置成分类变量,并为每个因子添加标签
DBISUB <- within(DBISUB, {
  RIAGENDR <- factor(RIAGENDR, labels = c("Male", "Fmale"))
  RIDRETH1 <- factor(RIDRETH1,
            labels = c("Mexican American", "Other Hispanic",
                        "Non-Hispanic White"))})
DBISUB <- DBISUB [!is.na(DBISUB$LBDSUASI), ]# 删除变量 LBDSUASI 的缺失值
```
　　(1)不同性别人群尿酸箱线图(图 3-6)
```
library(ggplot2)
  ggplot(DBISUB, aes(x = RIAGENDR, y = LBDSUASI)) +
  geom_boxplot() +
  xlab(" 性别 ")+
  ylab(" 尿酸(umol/L)")+
  theme_bw() +
  theme(panel.grid = element_blank())
```
　　(2)不同性别人群尿酸箱线图(添加最大值与最小值线)(图 3-7)
```
ggplot(DBISUB, aes(x = RIAGENDR, y = LBDSUASI)) +
  stat_boxplot(geom = "errorbar", width = 0.15) +
  geom_boxplot() +
  theme_bw() +
  theme(panel.grid = element_blank())
```

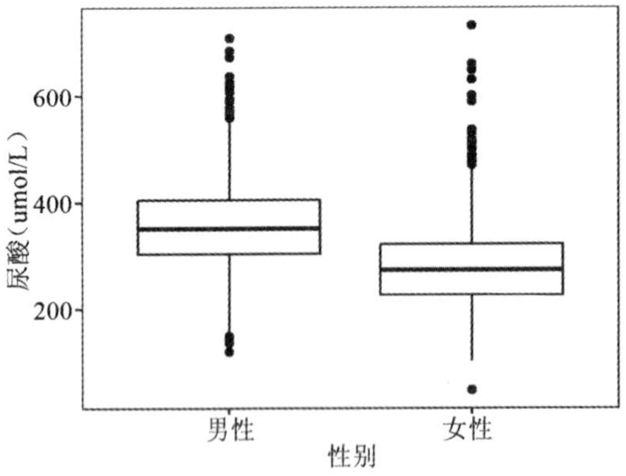

图 3-6　不同性别人群尿酸箱线图

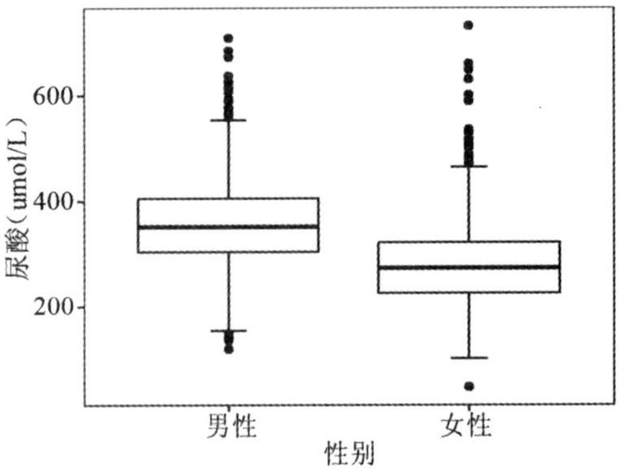

图 3-7　不同性别人群尿酸箱线图
(添加最大值与最小值线)

　　(3)不同性别人群尿酸箱线图(在箱线图中标记均值点,图 3-8)
```
ggplot(DBISUB, aes(x = RIAGENDR, y = LBDSUASI, fill = RIAGENDR)) +
  stat_boxplot(geom = "errorbar", width = 0.15) +
  geom_boxplot() +
```

```
stat_summary(fun.y = "mean", geom = "point", shape = 23,
  size = 3, fill = "white") +
theme(legend.position = "bottom")
```

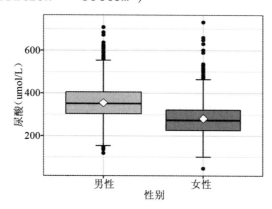

图 3-8　不同性别人群尿酸箱线图(在箱线图中标记均值点)

(4)不同种族、不同性别人群尿酸箱线图(按性别分组,图 3-9)

```
ggplot(DBISUB, aes(x = RIAGENDR, y = LBDSUASI, fill = RIDRETH1)) +
  geom_boxplot() +
  theme_bw() +
  theme(panel.grid = element_blank()) +
  theme(legend.position = "bottom")
```

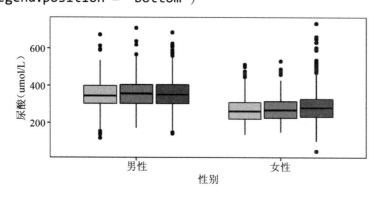

图 3-9　不同种族、不同性别人群尿酸箱线图(按性别分组)

(5)不同种族、不同性别人群尿酸箱线图(按种族分组,图 3-10)

```
ggplot(DBISUB, aes(x = RIDRETH1, y = LBDSUASI, fill = RIAGENDR)) +
  geom_boxplot() +
  theme_bw() +
  theme(panel.grid = element_blank()) +
  theme(legend.position = "bottom")
```

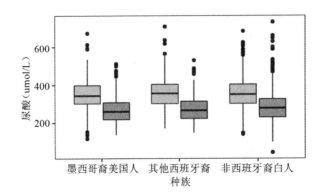

图 3-10　不同种族、不同性别人群尿酸箱线图(按种族分组)

如果各组之间尺度相差过大而被拉扯,需要用 facet 函数进行分面。facet_wrap(分面的变量,scales="free"),其中 scales="free"是使得分面后的各面有适应其图形的坐标。如果不加 scales="free",则只是分面而不改变坐标轴。

(6)以 RIAGENDR 为分面变量(图 3-11)

```
ggplot(DBISUB, aes(x = RIDRETH1, y = LBDSUASI, fill = RIAGENDR)) +
  geom_boxplot() +
  theme(legend.position = "bottom") +
  theme(axis.text.x = element_text(angle = 45, hjust = 1)) +
  facet_wrap( ~ RIAGENDR, scales = "free")
```

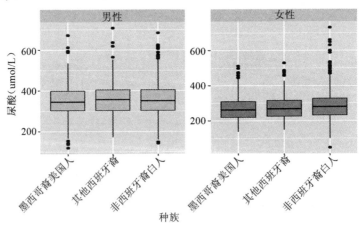

图 3-11　分面箱线图(按性别分面)

(7)以 RIDRETH1 为分面变量(图 3-12)

```
ggplot(DBISUB, aes(x = RIDRETH1, y = LBDSUASI, fill = RIAGENDR)) +
  geom_boxplot() +
  theme(legend.position = "bottom") +
  facet_wrap( ~ RIDRETH1, scales = "free")
```

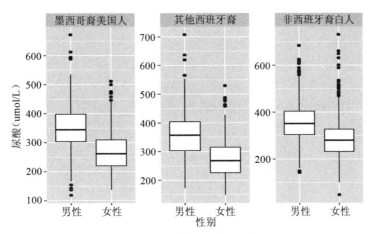

图 3-12　分面箱线图(按种族分面)

3. Q-Q 图

分位数－分位数图(quantile-quantile Plots,简称 Q-Q 图),是通过比较两个概率分布的分位数对这两个概率分布进行比较的概率图方法。可以用 Q-Q 图检查数据是否服从正态分布(图 3-13)。若数据点在直线 $y=x$ 附近分布,且全部落在置信区间,即可认为服从正态分布。

使用 car 包的 qqPlot( )函数绘制三岁儿童身高 Q-Q 图。

```
qqPlot(x, distribution = "norm", groups, layout,
      ylim = range(x, na.rm = TRUE), ylab = deparse(substitute(x)),
      xlab = paste(distribution, "quantiles"),
      glab = deparse(substitute(groups)),
      main = NULL, las = par("las"),
      envelope  =TRUE, col = carPalette()[1],
      col.lines = carPalette()[2],
      lwd =  2, pch= 1, cex = par("cex"),
      line = c("quartiles", "robust", "none"),
            id = TRUE, grid = TRUE, ...)
```

其中,envelope=list( )包含如下参数

level:置信水平(默认 0.95)。

style:"filled" (默认),"lines","none"。

col:颜色(默认是 col.lines 的值)。

alpha:填充置信区间的透明度 / 不透明度,一个介于 0 和 1 之间的数字(默认 0.15)。

border:控制是否在填充的置信区间周围绘制边框(默认为 TRUE)。

```
library(foreign)
DEMO <- read.xport("D:\\DEMO_J.XPT") # 读取人口统计变量数据文件
BMX <- read.xport("D:\\BMX_J.XPT") # 读取身体测量数据文件
DB <- merge(DEMO, BMX) # 合并数据框
```

```
DBsub <- subset(DB, RIDAGEYR == 3) # 提取 3 岁儿童数据子集
attach(DBsub)
library(car)
qqPlot(BMXHT, col = "grey60", col.lines = "red",
  pch = 16, envelope = list(style = "lines", level = 0.90))
```

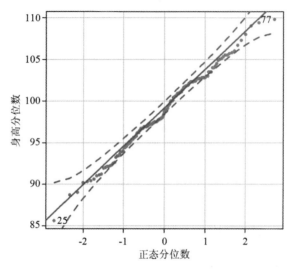

图 3–13　三岁儿童身高 Q–Q 图(改变置信带边框和数据点颜色)

4. 小提琴图

小提琴图是核密度图以镜像方式在箱线图上的叠加,用来观察连续变量的数据分布情况,也可用于比较多个连续变量之间的分布(图 3–14~ 图 3–16)。

```
library(foreign)
DEMO <- read.xport("D:\\DEMO_J.XPT") # 读取人口统计变量数据文件
BMX <- read.xport("D:\\BMX_J.XPT") # 读取身体测量数据文件
DB <- merge(DEMO, BMX) # 合并数据框
DBsub <- subset(DB, RIDRETH1 < 4 & RIDAGEYR == 3) # 提取 3 岁儿童子集
DBsub <- within(DBsub, {
  RIAGENDR <- factor(RIAGENDR, labels = c("Male", "Fmale"))
  RIDRETH1 <- factor(RIDRETH1,
          labels = c("Mexican American", "Other Hispanic",
                "Non-Hispanic White"))})
attach(DBsub)
# 带数据点
library(ggplot2)
ggplot(DBsub, aes(RIDRETH1, BMXHT)) +
  geom_violin() +
  geom_boxplot(width = 0.2) +
```

```
xlab(" 种族 ") +
ylab(" 身高(cm)") +
geom_jitter(height = 0, width = 0.1)
```

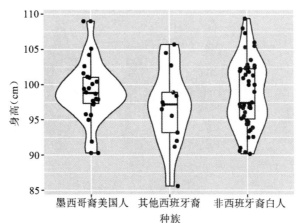

图 3-14 小提琴图(带数据点)

```
ggplot(DBsub, aes(RIDRETH1, BMXHT)) +
  geom_violin(aes(fill = RIDRETH1)) +
  geom_boxplot(width = 0.2) +
  xlab(" 种族 ") +
  ylab(" 身高(cm)") +
  theme(legend.position = "none")
```

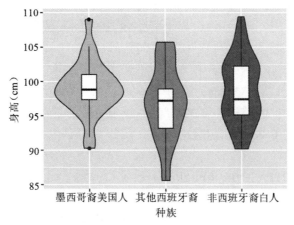

图 3-15 小提琴图(根据不同种族填充颜色)

```
ggplot(DBsub, aes(RIDRETH1, BMXHT)) +
  geom_violin(aes(fill = RIDRETH1)) +
  geom_boxplot(width = 0.2) +
  xlab(" 种族 ") +
  ylab(" 身高(cm)") +
```

```
theme_bw() +
theme(panel.grid = element_blank()) +
theme(legend.position = "none")
```

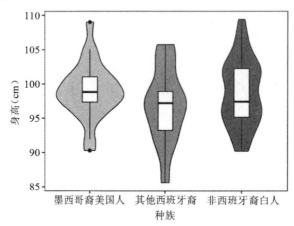

图 3-16　小提琴图(更换主题)

5. 脊线图

脊线图(峰峦图,Ridgeline plots)可以替代小提琴图,同时显示几个组的数值分布情况,分布可以使用密度图来表示,它们都与相同的水平尺度对齐,并略有重叠(图 3-17~图 3-18)。

分类变量在 R 中称为因子(factor),因子的取值称为水平(level)。

```
cut(x, breaks, labels = NULL,  include.lowest = FALSE, right = TRUE,
    dig.lab = 3,ordered_result = FALSE, ...)
```

分割连续变量使用 cut( )函数,如果需要包含最小值,需要设置 include.lowest = TRUE。

```
library(foreign)
DEMO <- read.xport("D:\\DEMO_J.XPT") # 读取人口统计变量数据文件
BMX <- read.xport("D:\\BMX_J.XPT") # 读取身体测量数据文件
DB <- merge(DEMO, BMX) # 合并数据框
attach(DB)
DB$年龄组 <- cut(RIDAGEYR, breaks = c(0, 7, 18, 41, 66, 80),
        include.lowest = TRUE)
# 将变量 RIAGENDR 设置成分类变量,并为每个因子添加标签
DB <- within(DB, {
  RIAGENDR <- factor(RIAGENDR, labels = c(" 男性 ", " 女性 "))
})
library(ggridges)
library(ggplot2)
ggplot(DB, aes(x = BMXHT, y =  年龄组, fill =  年龄组)) +
```

```
    xlab(" 身高 ") +
    geom_density_ridges(alpha = 0.5) +
    theme_ridges(center_axis_labels = T) +
    theme(legend.position = "none") +
    scale_fill_manual(values = c( "#1F77B4FF", "#008B45FF",
        "#AD002AFF", "#008280FF", "#1B1919FF"))
# 分面脊线图
ggplot(DB, aes(x = BMXHT, y =  年龄组, fill =  年龄组)) +
    xlab(" 身高 ") +
    geom_density_ridges(alpha = 0.5) +
    theme_ridges(center_axis_labels = T) +
    theme(legend.position = "none") +
    scale_fill_manual(values = c("#1F77B4FF", "#008B45FF",
        "#AD002AFF", "#008280FF", "#1B1919FF")) +
    facet_wrap( ~ RIAGENDR)
```

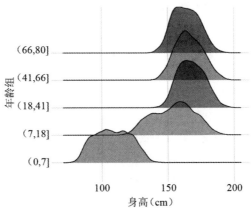

图 3-17 脊线图

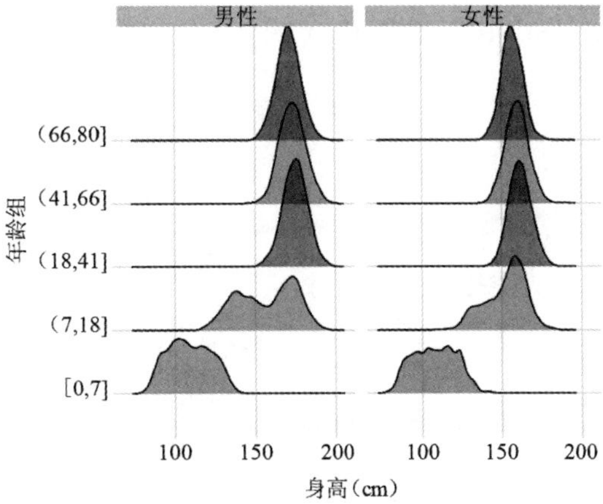

图 3-18 分面脊线图

利用 stat_density_ridges 函数，可以在图形上增加代表统计信息的线段，比如增加上、下四分位数线(Q_1 Q_3)和中位数线 Q_2。

```
stat_density_ridges(quantile_lines = TRUE)
```

二、展示两组连续型变量之间关系的图形

将连续型变量的数据以点的形式展现在直角坐标系上，这种图形称为散点图。散点图是科研绘图中最常见的图形之一，它主要用于展示两组连续型变量之间的关系，也可用于识别数据中的趋势或相关性。

使用两组连续型变量绘制，R 代码为 plot(x, y)，其中，x 和 y 是数值向量，x 代表横坐标，y 代表纵坐标。

使用 NHANES 2017—2018 数据集，从 0~7 岁人群数据子集中随机抽取 10%，绘制 0~7 岁儿童身高与体重的散点图。

1. 散点图(图 3-19)

```
library(foreign)
DEMO <- read.xport("D:\\DEMO_J.XPT") # 读取人口统计变量数据文件
BMX <- read.xport("D:\\BMX_J.XPT") # 读取身体测量数据文件
DB <- merge(DEMO, BMX) # 合并数据框
DBsub <- subset(DB, RIDAGEYR < 7) # 提取 0~7 岁人群数据子集
attach(DBsub)
set.seed(6)
sampleDB <-
  DBsub[sample(1:nrow(DBsub), nrow(DBsub) * 0.1, replace = F), ]
sampleDB <- within(sampleDB, {
  RIAGENDR <- factor(RIAGENDR, labels = c("Male", "Fmale"))
})
attach(sampleDB)
library(ggplot2)
ggplot(sampleDB, aes(BMXHT, BMXWT)) +
  geom_point() +
  xlab(" 身高(cm)") +
  ylab(" 体重(kg)")
```

2. 散点图 + 边际地毯(图 3-20)

```
ggplot(sampleDB, aes(BMXHT, BMXWT)) +
  geom_point() +
  theme_bw() +
  geom_rug() +
  xlab(" 身高(cm)") +
  ylab(" 体重(kg)")
```

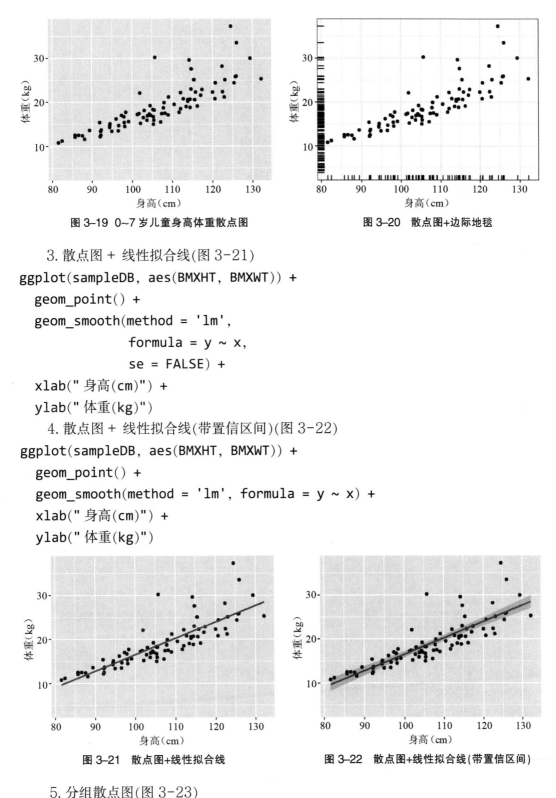

图 3-19 0~7 岁儿童身高体重散点图

图 3-20 散点图+边际地毯

3. 散点图 + 线性拟合线(图 3-21)

```
ggplot(sampleDB, aes(BMXHT, BMXWT)) +
  geom_point() +
  geom_smooth(method = 'lm',
              formula = y ~ x,
              se = FALSE) +
  xlab(" 身高(cm)") +
  ylab(" 体重(kg)")
```

4. 散点图 + 线性拟合线(带置信区间)(图 3-22)

```
ggplot(sampleDB, aes(BMXHT, BMXWT)) +
  geom_point() +
  geom_smooth(method = 'lm', formula = y ~ x) +
  xlab(" 身高(cm)") +
  ylab(" 体重(kg)")
```

图 3-21　散点图+线性拟合线

图 3-22　散点图+线性拟合线(带置信区间)

5. 分组散点图(图 3-23)

```
ggplot(sampleDB, aes(BMXHT, BMXWT)) +
```

```
geom_point(aes(color = RIAGENDR)) +
xlab(" 身高(cm)") +
ylab(" 体重(kg)") +
theme_classic() +
theme(legend.position = "bottom") +
labs(colour = " 性别 ")
```

6. 分组散点图 + 子集拟合线(图 3-24)

```
ggplot(sampleDB, aes(BMXHT, BMXWT)) +
  geom_point(aes(color = RIAGENDR)) +
  xlab(" 身高(cm)") +
  ylab(" 体重(kg)") +
  geom_smooth(
    aes(color = RIAGENDR),
    method = lm,
    se = FALSE,
    fullrange = TRUE) +
  theme_classic() +
  theme(legend.position = "bottom") +
  labs(colour = " 性别 ")
```

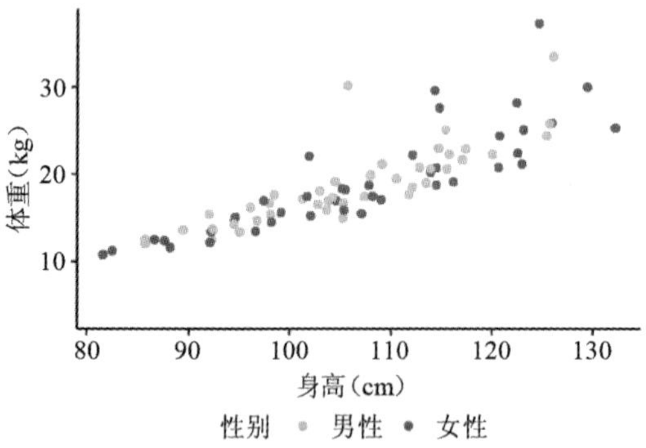

图 3-23　分组散点图 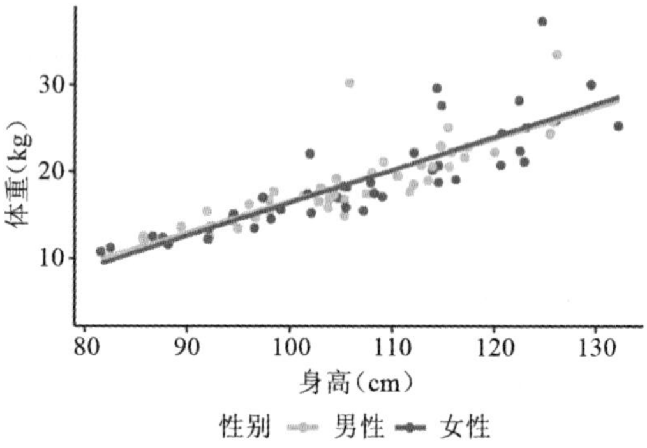　　　　图 3-24　分组散点图+子集拟合线

7. 分面散点图(图 3-25)

```
ggplot(sampleDB, aes(BMXHT, BMXWT, linetype = RIAGENDR)) +
  geom_point(aes(color = RIAGENDR)) +
  xlab(" 身高(cm)") +
  ylab(" 体重(kg)") +
  facet_wrap( ~ RIAGENDR) +
  theme_classic() +
  theme(legend.position = "bottom") +
  labs(colour = " 性别 ")
```

8. 散点图添加 R 和回归方程(需要 ggpubr 包)(图 3-26)

```
library(ggpubr)
library(ggplot2)
ggplot(sampleDB, aes(BMXHT, BMXWT)) +
  geom_point(colour = "grey70") +
  xlab(" 身高(cm)") +
  ylab(" 体重(kg)") +
  geom_smooth(method = 'lm', formula = y ~ x) +
  stat_cor(aes(label = paste(..r.label.., ..p.label..,
sep = "~`,`~")), label.x = 90) +
  stat_regline_equation(label.x = 90, label.y = 32)
```

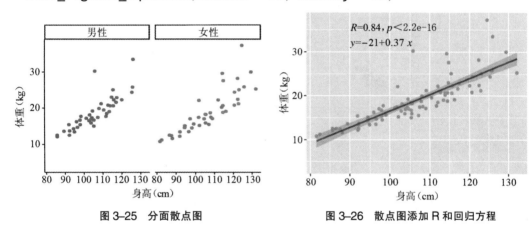

图 3-25 分面散点图　　　　图 3-26 散点图添加 R 和回归方程

9. 条件散点图

条件散点图也称条件分割图,以一个或者两个条件变量作为两组连续型变量的划分条件,条件变量在图形的边缘用灰色矩形条标记出变量的取值范围,每个矩形条对应着一幅散点图。R 中条件散点图的函数为 coplot()。

条件分割图中散点图的顺序是从左到右、从下到上,分别与条件变量从左到右、从下到上的指示条对应。

参数 number=6,表示将数值型变量所对应的值分为 6 组(默认),overlap=0.5(默认),表示组与组之间有 50% 的数据是重叠的。number 和 overlap 两个参数可以根据需要修改。分段展示 0~12 月龄婴儿身长与体重的关系。

(1)条件散点图(默认参数)(图 3-27)

```
coplot(BMXWT ~ BMXRECUM | RIDAGEMN,
  data = subset(DB, RIDAGEMN < 12),
  xlab = c(" 身长(cm)", paste(" 条件变量:", " 月龄 ")),
  ylab = c(" 体重(kg)", paste(" 条件变量:", " 月龄 ")))
```

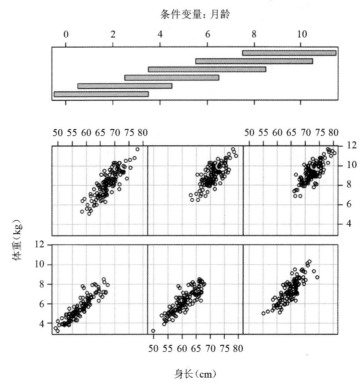

图 3-27　条件散点图(默认参数)

#BMIRECUM - 身长(cm),RIDAGEMN - 月龄,BMXWT - 体重(kg)
(2)条件散点图 + 拟合线,改变数据点颜色(图 3-28)

```
coplot(
  BMXWT ~ BMXRECUM | RIDAGEMN,
  data = subset(DB, RIDAGEMN < 12),
  xlab = c("身长(cm)", paste("条件变量:", "月龄")),
  ylab = c("体重(kg)", paste("条件变量:", "月龄")),
  panel = panel.smooth,
  col = "#7F7F7FFF")
```

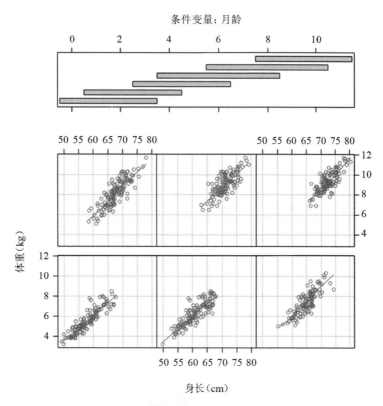

条件变量:月龄

体重(kg)

身长(cm)

图 3-28　条件散点图+拟合线,改变数据点颜色

三、描述分类变量的图形

(一)频数条形图

1. 一个分类变量频数条形图

```
# 本节共用绘图数据
library(foreign)
DEMO <- read.xport("D:\\DEMO_J.XPT")# 读取人口统计变量数据文件
BMX <- read.xport("D:\\BMX_J.XPT") # 读取身体测量数据文件
DB <- merge(DEMO, BMX) # 合并数据框
DB$年龄组 <-
  cut(DB$RIDAGEYR,
      breaks = c(0, 7, 18, 41, 66, 80),
      include.lowest = TRUE)
# 将变量 RIAGENDR 和 RIDRETH1 设置成分类变量,并为每个因子添加标签
DB <- within(DB, {
  RIAGENDR <- factor(RIAGENDR, labels = c("Male", "Fmale"))
  RIDRETH1 <- factor(
    RIDRETH1,
```

```
    labels = c("Mexican American", "Other Hispanic",
      "Non-Hispanic White", "Non-Hispanic Black",
      "Other Race"))
})
attach(DB)
library(ggplot2)
```

(1)基本条形图(默认参数)(图 3-29)

```
ggplot(DB, aes(RIDRETH1)) +
  geom_bar() +
  labs(x = " 种族 ", y = " 频数 ") +
  scale_x_discrete(
    breaks = c("Mexican American", "Other Hispanic",
      "Non-Hispanic White", "Non-Hispanic Black",
      "Other Race"),
    labels = c("Mexican\nAmerican", "Other\nHispanic",
      "Non-Hispanic\nWhite", "Non-Hispanic\nBlack",
      "Other \n Race"))
```

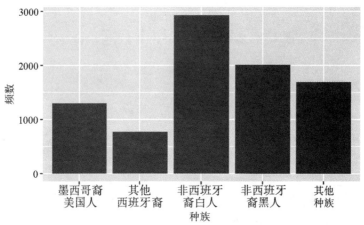

图 3-29　条形图(默认参数)

```
ggplot(DB, aes(y = RIDRETH1)) +
  geom_bar() +
  labs(x = " 种族 ", y = " 频数 ")
```

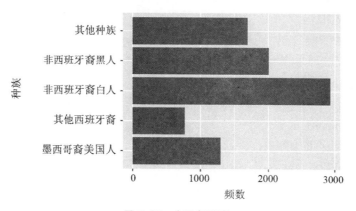

图 3-30 水平条形图

(2)升序条形图(图 3-31)

```
bar1 <- data.frame(table(RIDRETH1)) # 生成一个新数据集
attach(bar1)
bar1$RIDRETH1 = factor(RIDRETH1, levels = RIDRETH1[order(Freq)])
# 按频数大小定义因子水平
ggplot(bar1, aes(RIDRETH1, weight = Freq)) +
  geom_bar(fill = "steelblue") +
  labs(x = " 种族 ", y = " 频数 ") +
  scale_x_discrete(
    breaks = c("Mexican American", "Other Hispanic",
      "Non-Hispanic White", "Non-Hispanic Black",
      "Other Race"),
    labels = c("Mexican\nAmerican", "Other\nHispanic",
      "Non-Hispanic\nWhite", "Non-Hispanic\nBlack",
      "Other \n Race"))+
  scale_y_continuous(expand = c(0, 0), limits = c(0, 3000))
```

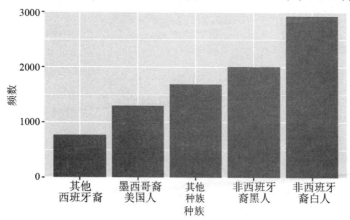

图 3-31 升序条形图

(3)降序条形图(图 3-32)

```
bar2 <- data.frame(table(RIDRETH1)) # 生成一个新数据集
attach(bar2)
bar2$RIDRETH1 = factor(RIDRETH1,
                        levels = rev(RIDRETH1[order(Freq)]))
# 按频数大小定义因子水平
ggplot(bar2, aes(RIDRETH1, weight = Freq)) +
  geom_bar(fill = "steelblue") +
  labs(x = " 种族 ", y = " 频数 ") +
  scale_x_discrete(
    breaks = c("Mexican American", "Other Hispanic",
      "Non-Hispanic White", "Non-Hispanic Black",
      "Other Race"),
    labels = c("Mexican\nAmerican", "Other\nHispanic",
      "Non-Hispanic\nWhite", "Non-Hispanic\nBlack",
      "Other \n Race"))+
  scale_y_continuous(expand = c(0, 0), limits = c(0, 3000))
```

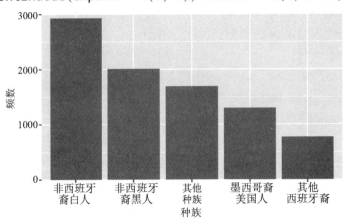

图 3-32　条形图(降序)

(4)改变绘图主题(图 3-33)

ggplot2 以 theme_grey()为默认主题,theme_bw()为白色背景主题,将绘图主题设为 theme_bw(),去除网格线加代码 theme(panel.grid =element_blank()。

```
ggplot(DB, aes(RIDRETH1)) +
  geom_bar() +
  labs(x = " 种族 ", y = " 频数 ") +
  scale_x_discrete(
    breaks = c("Mexican American", "Other Hispanic",
      "Non-Hispanic White", "Non-Hispanic Black",
```

```
    "Other Race"),
  labels = c("Mexican\nAmerican", "Other\nHispanic",
    "Non-Hispanic\nWhite", "Non-Hispanic\nBlack",
    "Other \n Race"))+
theme_bw() +
theme(panel.grid = element_blank())
```

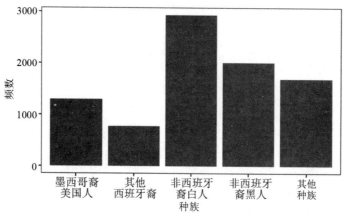

图 3-33　条形图(无网格线绘图主题)

2. 两个分类变量条形图(图 3-34)

两个分类变量的条形图,在数据映射时只能映射到 x 轴一个分类变量,另一个分类变量映射到本图层的其他几何要素上,如条柱颜色。

(1)堆积条形图

两个分类变量条形图,默认的是堆积条形图。

```
ggplot(DB, aes(RIDRETH1, fill = RIAGENDR)) +
  geom_bar() +
  labs(x = " 种族 ", y = " 频数 ") +
  scale_x_discrete(breaks = c("Mexican American", "Other Hispanic",
      "Non-Hispanic White", "Non-Hispanic Black",
      "Other Race"),
    labels = c("Mexican\nAmerican", "Other\nHispanic",
      "Non-Hispanic\nWhite", "Non-Hispanic\nBlack","Other \n Race")) +
  theme_bw() +
  theme(panel.grid = element_blank()) +
  theme(legend.position = "bottom")
```

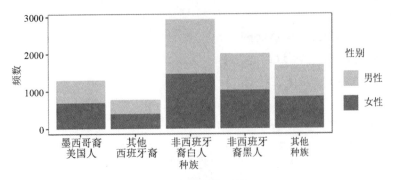

图 3-34 条形图

```
ggplot(DB, aes(RIDRETH1, fill = RIAGENDR)) +
  geom_bar() +
  labs(x = " 种族 ", y = " 频数 ") +
  scale_x_discrete(
    breaks = c("Mexican American", "Other Hispanic",
               "Non-Hispanic White", "Non-Hispanic Black",
               "Other Race"),
    labels = c("Mexican\nAmerican", "Other\nHispanic",
               "Non-Hispanic\nWhite", "Non-Hispanic\nBlack",
               "Other \n Race")) +
  theme_bw() +
  theme(panel.grid = element_blank()) +
  theme(legend.position = "bottom") +
  geom_text(
    stat = 'count',
    aes(label = ..count..),
    color = "white",
    size = 3.5,
    position = position_stack(vjust = 0.5)
  )
```

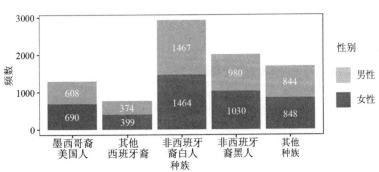

图 3-35 堆积条形图(带数字标签)

(2)(百分比)堆积条形图(图 3-36)

绘制(百分比)堆积条形图,在 geom_bar()函数中添加参数 position = "fill"

```
library(dplyr)
percentData <- DB %>% group_by(RIDRETH1) %>% count(RIAGENDR) %>%
  mutate(ratio = scales::percent(n / sum(n)))
ggplot(DB, aes(RIDRETH1, fill = RIAGENDR)) +
  geom_bar(position = "fill") +
  labs(x = " 种族 ", y = " 频数 ") +
  scale_x_discrete(
    breaks = c("Mexican American", "Other Hispanic",
      "Non-Hispanic White", "Non-Hispanic Black", "Other Race"),
    labels = c("Mexican\nAmerican", "Other\nHispanic",
      "Non-Hispanic\nWhite", "Non-Hispanic\nBlack",
      "Other \n Race")) +
  theme_bw() +
  guides(fill = guide_legend(title = " 性别 ")) +
  theme(panel.grid = element_blank()) +
  theme(legend.position = "bottom") +
  geom_text(data = percentData,
    aes(y = n, label = ratio),
    position = position_fill(vjust = 0.5),
    size = 5) +
  theme_bw() +
  theme(panel.grid = element_blank()) +
  theme(legend.position = "bottom") +
  scale_y_continuous(labels = scales::percent)
```

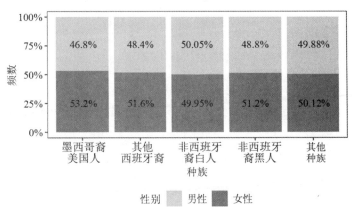

图 3-36 百分比堆积条形图

(3)簇状条形图(图 3-37)

在 geom_bar () 函数中添加参数 position = "dodge"，并同时设置条形宽度。geom_text()函数的 position 参数,绘制簇状图必须通过该参数指定各标签的间距。否则一个簇的所有标签都会堆到同一横轴坐标上。

```
ggplot(DB, aes(RIDRETH1, fill = RIAGENDR)) +
  geom_bar(position = "dodge", width = 0.6) +
  labs(x = " 种族 ", y = " 频数 ") +
  scale_x_discrete(
    breaks = c("Mexican American", "Other Hispanic",
               "Non-Hispanic White", "Non-Hispanic Black",
               "Other Race"),
    labels = c("Mexican\nAmerican", "Other\nHispanic",
               "Non-Hispanic\nWhite", "Non-Hispanic\nBlack",
               "Other \n Race")) +
  theme_bw() +
  guides(fill = guide_legend(title = " 性别 ")) +
  theme(panel.grid = element_blank()) +
  theme(legend.position = "bottom")
```

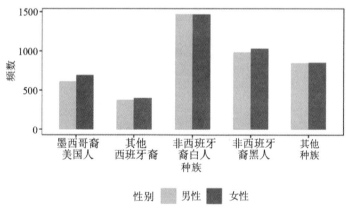

图 3-37　簇状条形图

```
ggplot(DB, aes(RIDRETH1, fill = RIAGENDR)) +
  geom_bar(stat = "count", width = 0.5, position = 'dodge') +
  geom_text(stat = 'count', aes(label = ..count..),
    color = "black", size = 2.2, position = position_dodge(0.5),
    vjust = -0.5) +
  labs(x = " 种族 ", y = " 频数 ") +
  scale_x_discrete(breaks = c("Mexican American", "Other Hispanic",
    "Non-Hispanic White", "Non-Hispanic Black", "Other Race"),
```

```
    labels = c("Mexican\nAmerican", "Other\nHispanic",
      "Non-Hispanic\nWhite", "Non-Hispanic\nBlack",
      "Other \n Race")) +
  theme_bw() +
  guides(fill = guide_legend(title = " 性别 ")) +
  theme(panel.grid = element_blank()) +
  theme(legend.position = "bottom")
```

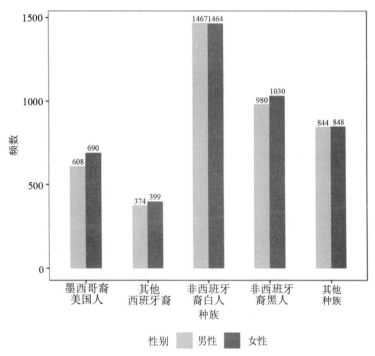

图 3-38 簇状条形图(带数值标签)

(4)更换主题(图 3-39)

ggplot2 的一个扩展包 ggthemes,提供一些额外的 themes、geoms、scales。加载该包,即可与 ggplot2 混合使用。

```
library(ggthemes)
ggplot(DB, aes(RIDRETH1, fill = RIAGENDR)) +
  labs(x = " 种族 ", y = " 频数 ") +
  scale_fill_wsj() +
  theme_classic() +
  guides(fill = guide_legend(title = " 性别 ")) +
  geom_bar(position = "dodge", width = 0.6) +
  theme(axis.text.x = element_text(angle = 45, hjust = 1)) +
  theme(legend.position = "bottom")
```

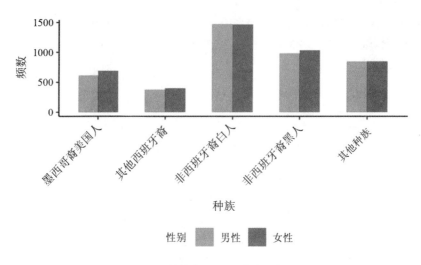

图 3-39 簇状条形图(改变绘图主题)

四、变量值条形图

1. x 变量值和 y 变量值一一对应

纵向变量值条形图的 y 轴显示的是变量 y 的数值。绘制变量值条形图的数据要求 x 变量值和 y 变量值一一对应。

ggpubr 包 ggbarplot( )函数绘制变量值条形图时,需要三个参数,变量 x、变量 y 和 sort.val,sort.val ="none", 未排序;sort.val = "desc", 降序;sort.val = "asc",升序。

(1)基本条形图(图 3-40)

```
library(foreign); library(ggpubr)
DEMO <- read.xport("D:\\DEMO_J.XPT")# 读取人口统计变量数据文件
BMX <- read.xport("D:\\BMX_J.XPT") # 读取身体测量数据文件
DB <- merge(DEMO, BMX) # 合并数据框
DB$年龄组    <- cut(DB$RIDAGEYR, breaks = c(0, 7, 18, 41, 66, 80),
                include.lowest = TRUE)
attach(DB)
bar <- data.frame(table(年龄组)) # 生成一个新数据集
ggbarplot(bar, x = " 年龄组 ", y = "Freq", fill = "steelblue") +
  theme_bw() +
  labs(y = " 人数 ")
```

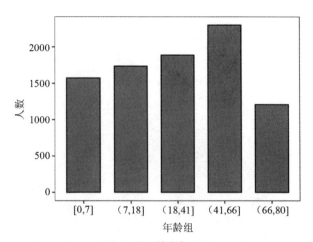

图 3-40 基本条形图

(2)水平条形图(图 3-41)

ggbarplot( )函数的参数 orientation = "horiz"。

```
ggbarplot(bar, x = " 年龄组 ", y = "Freq", fill = "steelblue",
    orientation = "horiz") +
    theme_bw() +
    labs(y = " 人数 ") +
    theme(panel.grid = element_blank())
```

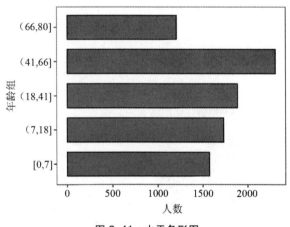

图 3-41 水平条形图

(3)添加变量值标签(图 3-42)

```
lab.col = "black",标签颜色默认为黑色;lab.size = 4,默认标签字体大小
    lab.pos = c("out", "in"),标签位置;lab.vjust = NULL,标签位置调整
lab.hjust = NULL,标签位置调整;lab.nb.digits = NULL,标签小数位数
ggbarplot(bar, x = " 年龄组 ", y = "Freq", fill = "steelblue",
    label = TRUE, label.pos = "out", lab.nb.digits = 2) +
    theme_bw() +
```

```
labs(y = " 人数 ") +
theme(panel.grid = element_blank())
```

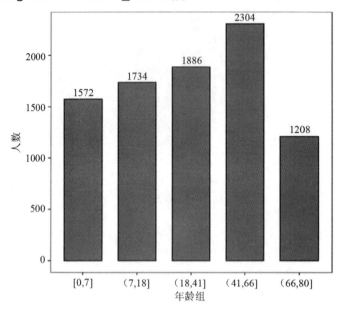

图 3-42 条形图(带数值标签)

(4)排序条形图(图 3-43~ 图 3-44)

　　# 降序排列(sort.val = "desc")

```
ggbarplot(bar, x = " 年龄组 ", y = "Freq", fill = "steelblue",
  sort.val = "desc") +
  theme_bw() +
  labs(y = " 人数 ") +
  theme(panel.grid = element_blank())
```

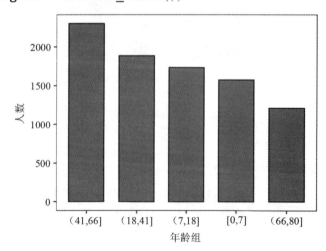

图 3-43 条形图(降序排列)

```
# 升序排列(sort.val = "asc")
ggbarplot(bar, x = " 年龄组 ", y = "Freq", fill = "steelblue",
    sort.val = "asc") +
    theme_bw() +
    labs(y = " 人数 ") +
    theme(panel.grid = element_blank())
```

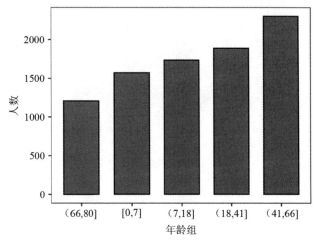

图 3-44　条形图(升序排列)

五、统计变换条形图

1. 均值条形图

一个变量 x 对应多个 y 值，则需要再添加参数 add = "mean"，意思是提取横坐标 x 对应的 y 的均值。

(1)基本条形图(图 3-45)

```
library(foreign)
DEMO <- read.xport("D:\\DEMO_J.XPT")# 读取人口统计变量数据文件
BMX <- read.xport("D:\\BMX_J.XPT") # 读取身体测量数据文件
DB <- merge(DEMO, BMX) # 合并数据框
DB$年龄组 <-
    cut(DB$RIDAGEYR,
        breaks = c(0, 7, 18, 41, 66, 80),
        include.lowest = TRUE)
attach(DB)
library(ggpubr)
ggbarplot(DB, x = " 年龄组 ", y = "BMXHT", fill = "steelblue",
    add = "mean") +
    theme_bw() +
```

```
labs(y = " 身高(cm)") +
theme(panel.grid = element_blank())
```

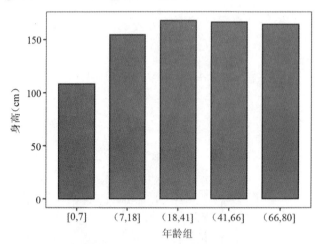

图 3-45 不同年龄组身高均值条形图

(2)添加误差棒(图 3-46~ 图 3-47)

误差棒的颜色和条柱边框颜色一致。

添加 mean_sd

```
ggbarplot(DB, x = " 年龄组 ", y = "BMXHT", fill = "steelblue",
  add = "mean_sd", error.plot = "upper_errorbar") +
  theme_bw() +
  labs(y = " 身高(cm)") +
  theme(panel.grid = element_blank())
```

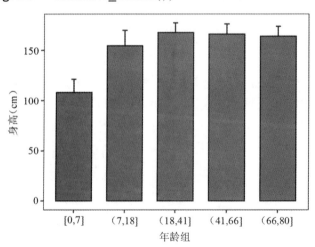

图 3-46   不同年龄组身高均值条形图+误差棒

```
ggbarplot(DB, x = " 年龄组 ", y = "BMXHT", fill = "steelblue",
  add = "mean_sd") +
```

```
theme_bw() +
labs(y = "身高(cm)") +
theme(panel.grid = element_blank())
```

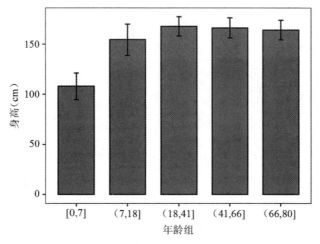

图3-47　不同年龄组身高均值条形图+误差棒

六、折线图

折线图用于在连续间隔或时间跨度上显示定量数值,适合用于表示数据的变化趋势。在折线图中,X 轴包括类别型或者序数型变量,分别对应文本坐标轴和序数坐标轴(如日期坐标轴)两种类型;Y 轴为数值型变量。

1. 每一个 X 轴坐标对应一个 Y 轴坐标

```
library(ggpubr)
ggline(data, x, y)
```

2. 每一个 X 轴坐标对应多个轴坐标

(1)中位数折线图(图3-48)

```
library(foreign)
DEMO <- read.xport("D:\\DEMO_J.XPT") # 读取人口统计变量数据文件
BMX <- read.xport("D:\\BMX_J.XPT") # 读取身体测量数据文件
DB <- merge(DEMO, BMX) # 合并数据框
DBsub <- subset(DB, RIDAGEYR > 2 & RIDAGEYR < 8)
# 提取 3~7 岁人群数据子集
DBsub <- within(DBsub, {
  RIAGENDR <- factor(RIAGENDR, labels = c("Male", "Fmale"))
})
attach(DBsub)
library(ggpubr)
ggline(DBsub, x = "RIDAGEYR", y = "BMXHT", add = "median",
```

xlab = " 年龄(岁)", ylab = " 身高(cm)")

(2)均值折线图(图 3-49)

```
ggline(DBsub, x = "RIDAGEYR", y = "BMXHT", add = "mean",
    xlab = " 年龄(岁)", ylab = " 身高(cm)")
```

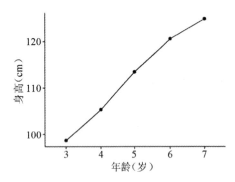

图 3-48 3~7岁儿童身高中位数折线图

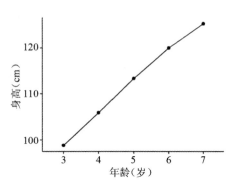

图 3-49 3~7岁儿童身高均值折线图

(3)均值折线图 + 误差棒(置信区间)(图 3-50)

```
ggline(DBsub, x = "RIDAGEYR", y = "BMXHT", add = c("mean_ci"),
    xlab = " 年龄(岁)", ylab = " 身高(cm)")
```

(4)均值折线图 + 误差棒(标准差)(图 3-51)

```
ggline(DBsub, x = "RIDAGEYR", y = "BMXHT", add = c("mean_sd"),
    xlab = " 年龄(岁)", ylab = " 身高(cm)")
```

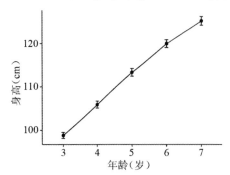

图 3-50 3~7岁儿童身高均值折线图
+误差棒(置信区间)

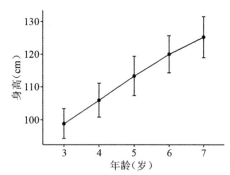

图 3-51 3~7岁儿童身高均值折线图
+误差棒(标准差)

(5)均值折线图 + 误差棒(标准误)(图 3-52)

```
ggline(DBsub, x = "RIDAGEYR", y = "BMXHT", add = c("mean_se"),
    xlab = " 年龄(岁)", ylab = " 身高(cm)")
```

(6)均值折线图 + 标准误(按性别分组)(图 3-53)

```
ggline(DBsub, x = "RIDAGEYR", y = "BMXHT", color = "RIAGENDR",
    xlab = " 年龄(岁)", ylab = " 身高(cm)", add = "mean_se",
```

```
palette = c("#00AFBB", "#E7B800")) +
labs(color = ' 性别 ') +
theme(legend.position = "bottom")
```

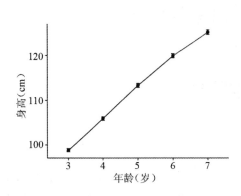

图 3-52　3~7 岁儿童身高均值折线图
+误差棒(标准误)

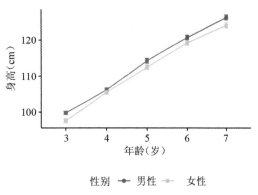

图 3-53　3~7 岁儿童身高均值折线图
+标准误(按性别分组)

第三章image115.tif

(7)均值折线图(按性别分组)(图 3-54)

```
ggline(DBsub, "RIDAGEYR", "BMXHT", add = "mean", xlab = " 年龄(岁)",
  ylab = " 身高(cm)", color = "RIAGENDR",
  palette = c("#00AFBB", "#E7B800")) +
labs(color = ' 性别 ') +
theme(legend.position = "bottom")
```

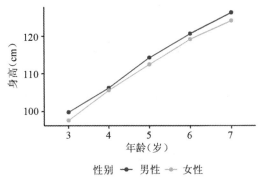

图 3-54　3~7 岁儿童身高均值折线图(按性别分组)

第四章 抽样与抽样估计

第一节 基本概念

1. 随机试验

随机试验是概率论的一个基本概念。概括地讲,在概率论中把符合下面三个特点的试验叫作随机试验:可以在相同的条件下重复进行;每次试验的可能结果不止一个,并且能事先明确试验的所有可能结果;进行一次试验之前不能确定哪一个结果会出现。

2. 随机事件

在概率论中,随机事件(或简称事件)指的是一个被赋予机率的事物集合,也就是样本空间中的一个子集。简单来说,在一次随机试验中,某个特定事件可能出现也可能不出现;但当试验次数增多时,我们可以观察到某种规律性的结果,就是随机事件。

3. 总体

总体为研究对象的全体。

4. 个体

个体为总体中的每个研究对象。

5. 样本

样本为按照一定的抽样规则从总体中取出的一部分个体。

6. 样本容量

样本中个体的数目称为样本容量。通常样本容量达到或超过 30 个称为大样本,30 个以下称为小样本。

7. 抽样估计

抽样估计又称抽样推断, 也称参数估计。它是用抽样调查所得到的一部分个体的数字特征来估计和推算总体的数字特征(图 4-1)。抽样估计是对总体进行描述的一种重要方法。

8. 参数与统计量

总体的数字特征(总体均值 μ,总体标准差 σ,总体比率 π)称作参数;样本的数字特征(样本均值 $\bar{x}$,样本标准差 s,样本比率 p)称作统计量。

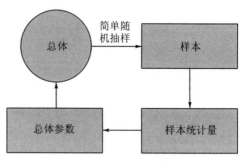

图 4-1 抽样估计示意图

9. 样本标准差(SD)

样本标准差为样本中各个个体与其平均数的差的平方的算术平均数的平方根,反映的是一个数据集的离散程度,标准差越大,个体间差异越大。

10. 样本标准误差(SE)

样本标准误差即样本均数的标准差,是描述均数抽样分布的离散程度及衡量均数抽样误差大小的尺度,反映的是样本均数之间的变异。

SEM 的英文全称是 standard error of the mean,意思为平均数的抽样误差,反映平均数的抽样准确性,等同于 SE。

第二节 常用概率抽样方法

1. 简单随机抽样

从容量为 N 的有限总体中抽取一个容量为 n 的样本,如果容量为 n 的每一个可能的样本都以相等的概率被抽出,则称该样本为简单随机样本(图 4-2)。

可以用以下公式,来确定样本量和抽样误差之间的关系:

$$n=\frac{(z_{\alpha/2})^2\sigma^2}{E^2}$$

式中,n 表示样本量,$z_{\alpha/2}$ 为置信区间,如果没有指定,一般常用取值为 1.96(95%置信区间),σ 为总体标准差,E 为抽样误差范围。

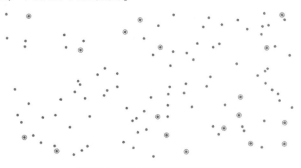

图 4-2 简单随机抽样示意图

(1)等概率的不放回随机抽样

等概率的不放回随机抽样,R 代码为 sample(x,n),其中,x 为要抽取的向量,n 为样本容量。例如,从数据集 DBsub 中抽取 30 个个体,对应的 R 命令为:

```
sampleDB < -DBsub[sample(1:nrow(DBsub), 30, replace = F),]
```

(2)等概率的有放回随机抽样

等概率的有放回随机抽样,其 R 代码为 sample(x,n,replace=TRUE),其中选项 replace=TRUE 表示抽样是有放回的,此选项省略或 replace=FALSE 表示抽样是不放回的。

2. 分层抽样

简单随机抽样的假设并不总是成立。如果总体可以按照一些特征分成若干层,层与层之间差异明显,每个层内部的个体特征相近,那么可以对每个层做简单随机抽样。抽样结果合并的集合,就是最终确认的抽样样本。

在实际操作中,可以按照每一层的个体数量来决定抽取数量,使得每个层抽取的比例都相等,这样的抽样叫作按比例分层抽样(图 4-3)。一般,如果每层重要性差不多,数量差异也不是很大的情况下,都是这样操作的。而如果有一些层非常重要,或者有些层的个体数非常少,那么就要采取非按比例分层抽样的方法。

如果总体中个体间呈现明显的几类,那么使用分层抽样可以更好地反映总体,避免简单随机抽样可能带来的样本集中或者特征缺失的情况。因此,在概率抽样中,分层抽样也是使用最多的一种。

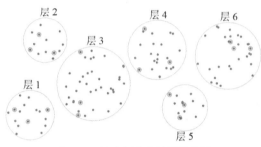

图 4-3　按比例分层抽样示意图

3. 系统抽样

除了分层抽样之外,系统抽样也对简单随机抽样进行了改进。使用系统抽样的时候,仍然需要将个体进行编号,然后根据抽样样本容量决定抽样的间距,因此又叫作等距抽样或者机械抽样。这种方法,减少了抽样过程中的人力和时间消耗。不过,系统抽样一般很少作为单独的抽样方法使用,通常是配合其他方法一起进行。

4. 分段抽样

前面提到的抽样方法,都是一次性抽取完成样本的方法,这些方法可以统称为单阶段抽样。然而在有些情况下,我们并不能一次性完成样本的抽取,比如在全国范围内选择一定数量的用户作为试点调查。这个时候我们需要分阶段地去完成抽样过程,这种方法我们叫作分段抽样。

分段抽样中,我们首先把总体划分成一些大小差不多的群体,在这些群体中随机抽取几个。被抽中的群体,就作为下一步进行随机抽样的"总体"。

一定要注意区分分段抽样和分层抽样。虽然两者都是对总体进行了一定的划分,但是分层抽样是按照一定特征进行划分,划分的目的是避免特征的过分集中和缺失。抽取的过程也是一步完成的,只有在分层之后才会进行随机抽样。而分段抽样则不同,它是由于总体太大,无法直接进行抽取,所以才需要进行多步抽样。每一次对总体的划分是为了进行随机抽取,而抽取后,下一步的"总体"就会得到一定程度的减小。

简单随机抽样最简单,需要考虑的问题最少。但是往往由于抽样者难以保持完全的客观,因此需要辅助以随机数等形式进行,以保证每个个体被抽中的可能性尽量相同。

系统抽样在考虑人力和时间成本的基础上,对简单随机抽样进行了调整,通过编号后等距离选择的方式进行。但是对于某些具有一定特征的群体,这样的方式和简单随机抽样一样,可能会造成样本特征过于集中或者缺失,不能很好地代表总体。

分层抽样可以很好地解决这个问题。对于有明显特征区分的总体,分层抽样先通过不同层进行区分。然后根据实际情况对每层进行一定数量的抽取。因此,这也是应用最多的一种概率抽样方法。

分段抽样主要用来对大规模的总体进行抽样,但是由于每一步都会进行随机抽样,所以信息有所损耗。一般来说,对同样的统计指标,分层抽样、分段抽样获取的样本标准差要略小于简单随机抽样和系统抽样。但是这并不能直接推断出这两种方法的抽样误差更小。

第三节 抽样估计的理论基础

抽样估计的理论基础是大数定律和中心极限定理。中心极限定理具有极其重要的理论意义,它是推断性统计分析的基础。

n 只要越来越大,把这 n 个独立同分布的数加起来去除以 n 得到的这个样本均值(也是一个随机变量)会依概率收敛到真值 μ。

1. R演示大数定律(图 4-4)

```
set.seed(1)
N <- 12000
Y <- sample(0:1, N, replace = T)
S <- cumsum(Y)
R <- S / (1:N) # Calculate R_n for 1:N
plot(R, pch = 16, ylim = c(0.3, 0.7), col = "steelblue",
  lwd = 1, xlab = "n", ylab = "R_n")
abline(h = 0.5, col = "darkred", lty = 1, lwd = 2)
```

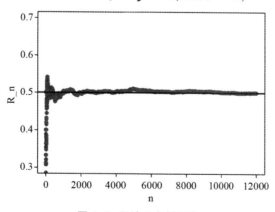

图4-4 R演示大数定律

2. 中心极限定理

从均值为 μ，方差为 σ^2 的一个任意总体中抽取容量为 n 的样本，当 n 充分大时，样本均值的抽样分布近似服从均值为 μ、方差为 σ^2/n 的正态分布。有约 68% 的 $\bar{x}$ 会落在 $\mu \pm \sigma/\sqrt{n}$ 之间，有约 95% 的 $\bar{x}$ 会落在 $\mu \pm 2\sigma/\sqrt{n}$ 之间，有约 99.7% 的 $\bar{x}$ 会落在 $\mu \pm 3\sigma/\sqrt{n}$ 之间。样本容量越大，$\bar{x}$ 的抽样分布近似于正态分布的程度越高。

在实际调查和推断中，通常由于总体分布是未知的，其主要数字特征也就不得而知。有了中心极限定理和足够大（一般要求 $n \geqslant 30$）的随机样本，就可利用正态分布的性质进行各种推断性统计分析。

需要说明的是，统计学中的"$n \geqslant 30$ 为大样本，$n < 30$ 为小样本"只是一种经验说法，对 n 具体的要求需要依据总体接近正态分布的程度来确定，总体偏离正态分布越远，对样本量 n 的要求就越大。

（1）从偏态分布总体中抽样（图 4-5）

```r
set.seed(2)
X = rexp(10000, rate = 1)# 总体分布,可以任意设置,这是一个指数分布
m = 1000# 抽取的次数
par(mfrow = c(2, 2))
hist(X, main = 'Population Distribution')
for (n in c(5, 30, 50)) {
  # 每次从总体分布中随机抽取的样本个数
  Xbar = c()
  for (j in 1:m) {
    sample = sample(X, n)
    sample_mean = mean(sample)
    Xbar[j] = sample_mean
  }
  hist(Xbar, breaks = 30,
    main = paste('Sampling Distribution of Xbar ',
'(', 'n=', n, sep = '', ')'))
}
```

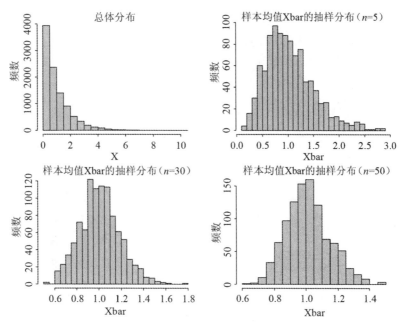

图4-5 R演示中心极限定理(从偏态分布总体中抽样)

(2)从均匀分布总体中抽样(图4-6)

```
set.seed(2)
X <- runif(10000, min = 0, max = 1)
#总体分布,可以任意设置,这是一个均匀分布
m = 1000# 抽取的次数
par(mfrow = c(2, 2))
hist(X, main = 'Population Distribution')
for (n in c(5, 30, 50)) {
  #每次从总体分布中随机抽取的样本个数
  Xbar = c()
  for (j in 1:m) {
    sample = sample(X, n)
    sample_mean = mean(sample)
    Xbar[j] = sample_mean
  }
  hist(Xbar, breaks = 30,
    main = paste('Sampling Distribution of Xbar ',
'(', 'n=', n, sep = '', ')'))
}
```

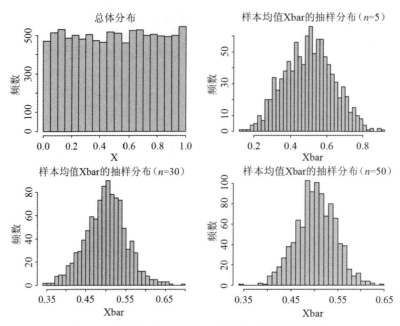

图 4-6 R 演示中心极限定理(从均匀分布总体中抽样)

总体服从正态分布,样本均值的抽样分布服从正态分布。从总体中抽取容量为 n 的简单随机样本,当样本容量很大时($n \geqslant 30$),样本均值的抽样分布服从正态概率分布。严重偏态的总体,$n \geqslant 50$,均值的抽样分布可以用正态分布描述。

$np \geqslant 5$ 并且 $n(1-p) \geqslant 5$ 时,样本比率的抽样分布可以用正态分布近似。

第四节　总体均值的点估计和区间估计

1. 点估计

点估计又称定值估计,就是用实际样本统计量作为总体参数的估计值,是统计推断的一种形式。点估计的方法简单,一般不考虑抽样误差和可靠程度,它适用于对推断准确程度与可靠程度要求不高的情况。

样本均值为总体均值的点估计量,样本标准差为总体标准差的点估计量,样本比率为总体比率的点估计量。它们的数值统称点估计值。

点估计值与总体参数的真值在某种程度上是有差异的。点估计命中目标的机会是极低的,因为只凭着少数样本观察值得到的结果要和全体的平均数吻合几乎是不可能的事。所以,除了点估计外,还要用区间估计。

2. 区间估计

先抽样得到样本均值,然后得到一个区间,这个区间不一定百分之百包含总体均值,但可以给定一个概率 P,P 为上述区间包含总体均值的概率,即置信水平,区间称为置信区间。

置信水平为 95% 的意思是多次抽样中有 95% 的置信区间包含未知的参数值。

这里的 95% 即为置信水平，是常用的置信水平。这里的 1.96 其实是（1-95%）/2=0.025 查阅正态分布表得到的 z 值(表 4-1)。总体标准差 σ 已知的情况下计算置信区间

$$\bar{x} \pm z_{\alpha/2} \frac{\sigma}{\sqrt{n}}$$

表 4-1 $z_{\alpha/2}$ 标准正态分布上侧面积为 $\alpha/2$ 时的 z 值

置信水平	α	$\alpha/2$	$z_{\alpha/2}$
90%	0.10	0.05	1.645
95%	0.05	0.025	1.96
99%	0.01	0.005	2.576

总体标准差 σ 未知的情况下，用 t 分布，查自由度 = n-1 和 0.025($\alpha/2$) 对应的 t 值，其中，s 为样本标准差。

$$\bar{x} \pm t_{\alpha/2} \frac{s}{\sqrt{n}}$$

计算置信区间时，样本的大小确定：大部分情况下，$n \geq 30$ 已经足够大，总体存在严重异常点或者偏斜严重时，样本需 ≥ 50；总体不服从正态但是大致对称，样本 ≥ 15 可以得到很好的估计；总体是正态分布，样本容量为多少都可以。

区间估计就是根据样本指标、抽样误差和概率保证程度去推断总体参数的可能范围。在统计实践中，通常用一个区间及其出现的概率来估计总体参数，并以一定的概率保证总体参数包含在估计区间内，这就是参数的区间估计问题。区间估计是抽样估计的主要方法。进行区间估计要完成两个方面的估计：其一，根据样本指标和抽样平均误差估计总体指标的可能范围；其二，估计推断总体指标真实值在这个范围的可靠程度。

根据中心极限定理和正态分布的特性我们知道 $\bar{x} \pm \sigma\sqrt{n}$ 这个区间包含着全体平均数的机会约 68%，$\bar{x} \pm 2\sigma\sqrt{n}$ 的机会约 95%，而 $\bar{x} \pm 3\sigma\sqrt{n}$ 的机会约 99.7%。

真正可靠的估计要用区间估计，只有这样做我们才可以知道估计准确的程度，而这 68%，95%，99.7% 就称作置信水平。以 95% 置信水平为例，它的意思是：如果我们进行 100 次独立的抽样估计，会有 100 个样本平均数，也会有 100 个区间估计，而这 100 个区间估计里会有 95 个正确地包含着总体平均数。一次抽样的区间估计会包含着 μ 的机会是 95%，置信水平越高，估计的区间也就越宽，这是高置信水平所必须付出的代价。

R 实例如下。

```
library(foreign)
DEMO <- read.xport("D:\\DEMO_J.XPT") # 读取人口统计变量数据文件
BMX <- read.xport("D:\\BMX_J.XPT") # 读取身体测量数据文件
DB <- merge(DEMO, BMX) # 合并数据框
BIOPRO <- read.xport("D:\\BIOPRO_J.XPT")# 读取标准生化数据文件
```

```
DBI <- merge(DB, BIOPRO)# 合并数据集
DBI <- DBI[, c(4, 5, 7, 54, 106)]# 选取有关变量
DBI <- DBI [!is.na(DBI$LBDSUASI),]# 删除变量 LBDSUASI 的缺失值
DBI <- DBI [!is.na(DBI$BMXHT),] # 删除变量 BMXHT 的缺失值
DBI$高尿酸血症  <-
  ifelse((
    DBI$LBDSUASI > 416 & DBI$RIAGENDR == 1 |
DBI$LBDSUASI > 357 & DBI$RIAGENDR == 2), "Yes", "No")
DBI$年龄组   <- cut(DBI$RIDAGEYR, breaks = c(17, 41, 66, 80))
DBI <- within(DBI, {
  RIAGENDR <- factor(RIAGENDR, labels = c("Male", "Fmale"))
  年龄组  <- factor(年龄组)
  RIDRETH1 <- factor(RIDRETH1,
    labels = c("Mexican American", "Other Hispanic",
      "Non-Hispanic White", "Non-Hispanic Black",
      "Other Race"))
})
DBIsub <- subset(DBI, RIDAGEYR > 17 & RIAGENDR == "Male")
# 选出成年男性数据子集
dim(DBIsub)
## [1] 2443    7
mean(DBIsub$BMXHT)
## [1] 173.4634
sd(DBIsub$BMXHT)
## [1] 7.69664
```

由 2443 名成年男性组成的有限总体，$\mu=173.46$,$\sigma=7.70$

1. 成年男性身高样本点估计($n=30$)

```
set.seed(9)
sampleDBI <- DBIsub[sample(1:nrow(DBIsub), 30, replace = F),]
mean(sampleDBI$BMXHT)
## [1] 173.6433
```

$\bar{x}=173.64$

2. 方差已知的总体均值区间估计

(1)根据公式计算

$$\bar{x} \pm z_{\alpha/2} \frac{\sigma}{\sqrt{n}}$$

```
n = 30
sigma = 7.70
```

```
sem = sigma / sqrt(n)
sem#standard error of the mean
## [1] 1.405821
E = qnorm(.975) * sem
E#margin of error
## [1] 2.755359
xbar = mean(sampleDBI$BMXHT)#sample mean
xbar + c(-E, E)
## [1] 170.8880  176.3987
```

假设总体标准差 σ 为 7.70，则成年男性身高调查在 95% 置信水平下的边际误差为 2.31 厘米。置信区间为 170.89 厘米至 176.40 厘米。

(2)利用 z 检验结果

```
sigma = 7.70
library(TeachingDemos)
z.test(sampleDBI$BMXHT, sd = sigma)
##  One Sample z-test
## data：sampleDBI$BMXHT
## z = 123.52, n = 30.0000, Std. Dev. = 7.7000
## mean = 1.4058, p-value < 2.2e-16
## alternative hypothesis：true mean is not equal to 0
## 95 percent confidence interval：
##  170.8880 176.3987
## sample estimates：
## mean of sampleDBI$BMXHT
##                 173.6433
```

3. 方差未知的总体均值区间估计

(1) 根据公式计算

$$\overline{x} \pm t_{\alpha/2} \frac{s}{\sqrt{n}}$$

```
n = 30
s = sd(sampleDBI$BMXHT)#sample standard deviation
SE = s / sqrt(n)
SE#standard error estimate
## [1] 1.502065
E = qt(.975, df = n - 1) * SE
E#margin of error
## [1] 3.072068
xbar = mean(sampleDBI$BMXHT)#sample mean
```

```
xbar + c(-E, E)
## [1] 170.5713  176.7154
```

在总体方差未知的情况下,成年男性身高调查在 95%置信水平下的边际误差为 2.55 厘米。 置信区间为 170.57 厘米至 176.72 厘米。

(2)利用 t 检验结果

```
t.test(sampleDBI$BMXHT)
##  One Sample t-test
## data: sampleDBI$BMXHT
## t = 115.6, df = 29, p-value < 2.2e-16
## alternative hypothesis: true mean is not equal to 0
## 95 percent confidence interval:
##  170.5713  176.7154
## sample estimates:
## mean of x
##  173.6433
```

第五节　总体比例的点估计与区间估计

比例是指具有某种属性的单位数占全部单位数的比。

总体中具有某种属性的单位数量占总体全部单位数量的比,称为总体比例,通常用 π 表示,是一个总体参数。

随机抽取的样本中具有某种属性的单位数占样本全部单位数的比,称为样本比例,通常用 p 表示,是一个样本统计量。

样本比例抽样分布是从总体中重复随机抽取容量为 n 的所有样本, 其样本比例的概率分布。

对于重复抽样

$$\sigma_p^2 = \frac{\pi(1-\pi)}{n}$$

二项分布必须满足以下四个标准:

①一个实验只有两个相互排斥的结果,"成功"和"失败";

②分布是通过计算固定次数试验中的成功次数得出的;

③成功的概率在每次试验中都保持不变;

④每次试验都是独立的。

随着样本容量的增大,样本比例的方差越来越小。

R 中计算二项分布概率的函数为 dbinom( )。

```
dbinom(x, size, prob)
```

x 是成功次数,

size 是试验次数,

prob 是每个试验成功的概率,即总体率。

```r
library(ggpubr)
x1 <- seq(0, 10, by = 1)
y1 <- dbinom(x1, 10, 0.05)
df1 <- data.frame(x1, y1)
#A
ggbarplot(df1, x = "x1", y = "y1", fill = "steelblue") +
  xlab("x(成功次数)") +
  ylab("P(x)") +
  labs(title = " n=10,π =0.05") +
  theme_bw()
x2 <- seq(0, 10, by = 1)
y2 <- dbinom(x2, 10, 0.1)
df2 <- data.frame(x2, y2)
#B
ggbarplot(df2, x = "x2", y = "y2", fill = "steelblue") +
  xlab("x(成功次数)") +
  ylab("P(x)") +
  labs(title = " n=10,π =0.10") +
  theme_bw()
x3 <- seq(0, 10, by = 1)
y3 <- dbinom(x3, 10, 0.3)
df3 <- data.frame(x3, y3)
#C
ggbarplot(df3, x = "x3", y = "y3", fill = "steelblue") +
  xlab("x(成功次数)") +
  ylab("P(x)") +
  labs(title = " n=10,π =0.30") +
  theme_bw()
x4 <- seq(0, 10, by = 1)
y4 <- dbinom(x4, 10, 0.5)
df4 <- data.frame(x4, y4)
#D
ggbarplot(df4, x = "x4", y = "y4", fill = "steelblue") +
  xlab("x(成功次数)") +
  ylab("P(x)") +
```

```
labs(title = " n=10,π =0.50") +
theme_bw()
```

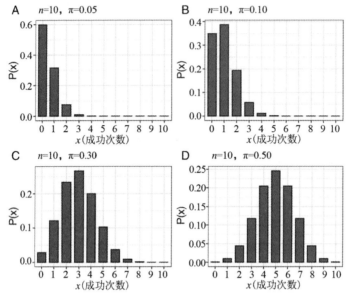

图 4-7　二项分布样本量与分布形态

一般来讲,当 $n\pi \geq 5$ 并且 $n(1-\pi) \geq 5$ 时,就可以认为样本容量足够大。当样本容量足够大时,样本比例 p 的抽样分布近似服从正态分布,p 的数学期望就是总体比例 π (图 4-7)。

二项分布的置信区间估计方法常用的有以下两种。

一是正态分布近似方法。

```
set.seed(9)
sampleDBI <- DBIsub[sample(1:nrow(DBIsub), 30, replace = F),]
n = 30
k = sum(sampleDBI$高尿酸血症 == "Yes")
pbar = k / n
pbar
## [1] 0.2666667
```

调查中成年男性高尿酸血症比例的点估计为 26.67%。

如果样本大小 n 和总体比例 p 满足 $np \geq 5$ 和 $n(1-p) \geq 5$ 的条件,则根据样本比例定义 $(1-\alpha)$ 置信水平的区间估计的端点。

$$\bar{p} \pm z_{\alpha/2} \sqrt{\frac{\bar{p}(1-\bar{p})}{n}}$$

```
SE = sqrt(pbar * (1 - pbar) / n)
SE#standard error
## [1] 0.08073734
E = qnorm(.975) * SE
```

```
E#margin of error
## [1] 0.1582423
pbar + c(-E, E)
## [1] 0.1084244 0.4249090
```

　　高尿酸血症率的置信区间为(95% CI:0.108,0.425),边际误差为 15.8%。

　　利用 prop.test 函数

```
prop.test(k, n)
##  1-sample proportions test with continuity correction
## data: k out of n, null probability 0.5
## X-squared = 5.6333, df = 1, p-value = 0.01762
## alternative hypothesis: true p is not equal to 0.5
## 95 percent confidence interval:
##  0.1297544  0.4617278
## sample estimates:
##        p
## 0.2666667
```

　　二是精确置信区间法, 即克洛珀 - 皮尔森方法 (Clopper-Pearson Method), Clopper-Pearson Method 是基于二项分布的小样本总体比例置信区间估计方法。

```
library(Hmisc)
binconf(3, 10, method = "all")
##             PointEst      Lower       Upper
## Exact            0.3 0.06673951 0.6524529
## Wilson           0.3 0.10779127 0.6032219
## Asymptotic       0.3 0.01597423 0.5840258
library(DescTools)
BinomCI(x = 3, n = 10, method = "clopper-pearson")
##      est     lwr.ci    upr.ci
## [1,] 0.3 0.06673951 0.6524529
```

第六节　不同抽样方法对统计结果的影响

　　将数据集 NHANESraw 视为总体,计算得到的糖尿病发病率为总体比率。分别用简单随机抽样、系统抽样、整群抽样和分层抽样方法,各自从总体中抽取容量为 1000 的样本,计算得到的糖尿病发病率为样本率。用 prop.test()函数检验样本率和总体率的差异是否显著。

　　函数 prop.test()可用于检验一个、两个及以上独立样本的比例(率)是否相同,或者等于给定值。

```
prop.test(x,n,p=NULL,alternative=c("two.sided", "less", "greater"),
        conf.level = 0.95, correct = TRUE)
```

其中,x 为具有特征的样本数,n 为样本总数,p 为假设检验的原假设比率值,p=NULL,默认各组间比例均匀分布,组数为 2 时,p=0.5。alternative 为检验方式,默认为 "two.sided";conf.level 为置信水平, 默认为 0.95;correct 为是否使用 Yates 连续修正,默认为 TRUE。

如果预期事件发生次数($n*p_0$)或不发生次数($n*q$)小于 5,则这个选项会发挥作用,进行校正。如果不希望进行校正,使用 correct= FALSE 。

1. 计算糖尿病总体发病率

```
library(sampling)
library(survey)
## 载入需要的程辑包:grid
## 载入需要的程辑包:Matrix
## 载入需要的程辑包:survival
## 载入程辑包:'survival'
## The following objects are masked from 'package:sampling':
##     cluster, strata
## 载入程辑包:'survey'
## The following object is masked from 'package:graphics':
##     dotchart
library(NHANES)
library(descriptr)
attach(NHANESraw)
# 从数据集 NHANESraw 选取 18 个变量构建新数据集 NHANES
NHANES <- subset(NHANESraw, select = c(ID, Gender, Age, Race1,
    Weight, Height, BMI, BMI_WHO, BPSysAve, BPDiaAve,
    TotChol, Diabetes, WTINT2YR, WTMEC2YR, SDMVPSU, SDMVSTRA))
# 构建分类变量
NHANES$Hypertension <- ifelse(NHANES$BPSysAve >= 130 |
NHANES$BPDiaAve >= 80, "Yes", "No")
NHANES$Highcho <- ifelse(NHANES$TotChol > 6.45, "Yes", "No")
# 年龄组
NHANES$AgeDec = ifelse(NHANES$Age <= 20, "0-20",
                ifelse(NHANES$Age > 20 & NHANES$Age <= 40, "21-40",
                ifelse(NHANES$Age > 40 & NHANES$Age <= 60, "41-60",
                ifelse(NHANES$Age > 60, "60_plus ", NA))))
NHnaomit = na.omit(NHANES)
```

```
attach(NHnaomit)
## The following objects are masked from NHANESraw:
##
## Age, BMI, BMI_WHO, BPDiaAve, BPSysAve, Diabetes, Gender, Height,
## ID, Race1, SDMVPSU, SDMVSTRA, TotChol, Weight, WTINT2YR, WTMEC2YR
N <- nrow(NHnaomit)
ds_freq_table(NHnaomit, Diabetes)
##                          Variable: Diabetes
## ------------------------------------------------------------------------
## Levels    Frequency    Cum Frequency         Percent       Cum Percent
## ------------------------------------------------------------------------
##  No         12039          12039              89.42            89.42
## ------------------------------------------------------------------------
##  Yes         1425          13464              10.58             100
## ------------------------------------------------------------------------
## Total       13464            -               100.00             -
## ------------------------------------------------------------------------
```

2. 简单随机抽样

不放回简单随机抽样,样本容量 1000 的样本。调用 sampling 包不放回简单随机抽样函数"srswor",其第一个参数为抽取的样本容量 n,第二个参数为总体单位数量 N。所得抽样结果为一个取值为 1 或 0 的变量。1 代表这个样本单元被抽中,0 表示未被抽中。

输出样本数据。为了保证结果重现性,需要设置种子。

```
set.seed(6)
N <- nrow(NHnaomit)
n <- 1000
s <- srswor(n, N)
# 提取样本数据
NH.srswor <- getdata(NHnaomit, s)
ds_freq_table(NH.srswor, Diabetes)
##                          Variable: Diabetes
## ------------------------------------------------------------------------
## Levels    Frequency    Cum Frequency         Percent       Cum Percent
## ------------------------------------------------------------------------
##  No          889            889               88.9             88.9
## ------------------------------------------------------------------------
##  Yes         111           1000               11.1              100
## ------------------------------------------------------------------------
## Total        1000            -               100.00             -
```

```
## -----------------------------------------------------------------
prop.test(111, 1000, p = 0.1058, correct = F)
##
##  1-sample proportions test without continuity correction
##
## data: 111 out of 1000, null probability 0.1058
## X-squared = 0.28582, df = 1, p-value = 0.5929
## alternative hypothesis: true p is not equal to 0.1058
## 95 percent confidence interval:
##  0.09299921 0.13197801
## sample estimates:
##     p
## 0.111
```

3. 系统抽样

为保证重现性需要设置种子,采用等距抽样方法抽取样本容量为 1000 的样本。先将总体的全部单元按照一定顺序排列,采用简单随机抽样抽取第一个样本单元(或称为随机起点),再顺序抽取其余的样本单元。

定义每个总体单元的入样概率,记为 pik 变量。调用系统抽样函数"UPsystematic",其参数为总体单元的入样概率变量。

```
set.seed(6)
N <- nrow(NHnaomit)
n <- 1000
pik <- rep(n / N, N)
s <- UPsystematic(pik)
NH.sys <- getdata(NHnaomit, s)
ds_freq_table(NH.sys, Diabetes)
##                         Variable: Diabetes
## -----------------------------------------------------------------
## Levels    Frequency    Cum Frequency      Percent      Cum Percent
## -----------------------------------------------------------------
##   No         892           892             89.2           89.2
## -----------------------------------------------------------------
##   Yes        108          1000             10.8           100
## -----------------------------------------------------------------
##  Total      1000            -             100.00           -
## -----------------------------------------------------------------
prop.test(108, 1000, p = 0.1058, correct = F)
##
```

```
## 1-sample proportions test without continuity correction
##
## data： 108 out of 1000, null probability 0.1058
## X-squared = 0.051159, df = 1, p-value = 0.8211
## alternative hypothesis： true p is not equal to 0.1058
## 95 percent confidence interval：
## 0.0902412 0.1287590
## sample estimates：
##      p
## 0.108
```

4. 整群抽样

整群抽样是以 TotChol 为分群变量,不放回简单随机抽样方法抽 5 个群,将总体中各单位归并成若干个互不交叉、互不重复的集合,称之为群;然后以群为抽样单位进行单纯随机抽样抽取个体的一种抽样方式。

调用整群抽样函数 cluster, 使用不放回简单随机抽样方法进行等概率整群抽样,第一个参数是总体数据框,第二个参数是人群变量,第三个参数 size 设定样本群数,参数 method 设定群的抽样方法。设定 description=TRUE 运行结果会显示抽样信息。

```
set.seed(6)
c <- sampling:::cluster(NHnaomit, clustername = "TotChol",
  size = 5, method = "srswor", description = TRUE)
## Number of selected clusters： 5
## Number of units in the population and number of selected units： 13464 377
NH.clu <- getdata(NHnaomit, c)
n <- nrow(NH.clu)
n
## [1] 377
ds_freq_table(NH.clu, Diabetes)
```

```
##                              Variable：      Diabetes
## -------------------------------------------------------------------
## Levels   Frequency   Cum Frequency    Percent      Cum Percent
## -------------------------------------------------------------------
##   No        338          338           89.66          89.66
## -------------------------------------------------------------------
##   Yes        39          377           10.34          100
## -------------------------------------------------------------------
## Total       377           -           100.00           -
## -------------------------------------------------------------------
prop.test(39, 377, p = 0.1058, correct = F)
```

```
##
##  1-sample proportions test without continuity correction
##
## data：  39 out of 377, null probability 0.1058
## X-squared = 0.022039, df = 1, p-value = 0.882
## alternative hypothesis: true p is not equal to 0.1058
## 95 percent confidence interval：
##  0.07660158 0.13829482
## sample estimates：
##          p
## 0.1034483
```

5. 分层抽样

以 Race1 为分层变量,每层简单随机抽取 200 个样本单元。分层抽样要求层内方差尽可能小,层间方差尽可能大。定义分层抽样涉及的变量:总体单位数量 N,第 h 层单位总数 N_h,第 h 层层权 W_h,层数 L,各层样本单位数量 n_h。

strata 的第一个参数为总体数据集,第二个参数是分层变量,第三个是各层样本单位数量,第四个参数为各层的抽样方法(通常为 srswor 简单随机抽样)。

```
set.seed(6)
N <- nrow(NHnaomit)
Nh <- table(NHnaomit$Race1)
Wh <- Nh / N
L <- length(unique(NHnaomit$Race1))
nh <- rep(200, L)
# 利用分层函数 strata 进行抽样
st <-
  sampling:::strata(
    NHnaomit[order(NHnaomit$Race1), ],
    stratanames = c("Race1"),
    size = c(200, 200, 200, 200, 200),
    method = "srswor"
  )
NH.strata <- getdata(NHnaomit, st)
ds_freq_table(NH.strata, Diabetes)
##                           Variable：Diabetes
## ----------------------------------------------------------------------
## Levels    Frequency    Cum Frequency      Percent        Cum Percent
## ----------------------------------------------------------------------
## No          886            886             88.6             88.6
```

```
## --------------------------------------------------------------
##   Yes          114          1000          11.4          100
## --------------------------------------------------------------
## Total          1000          -          100.00          -
## --------------------------------------------------------------
prop.test(114, 1000, p = 0.1058, correct = F)
##
##  1-sample proportions test without continuity correction
##
## data： 114 out of 1000, null probability 0.1058
## X-squared = 0.71073, df = 1, p-value = 0.3992
## alternative hypothesis: true p is not equal to 0.1058
## 95 percent confidence interval：
##  0.09576166 0.13519260
## sample estimates：
##     p
## 0.114
```

　　以 $\alpha=0.05$ 为标准判定,上述四种抽样方法得到的样本率和总体率的差异,经过卡方检验,不能拒绝原假设,即差异不显著。除了简单随机抽样外,其他抽样方式获得的样本数据应该加权后再统计处理。

第五章 组间差异的参数检验

假设检验首先要对总体参数做一个假设(零假设为 H_0,备择假设为 H_1),然后从总体中随机概率抽样,假定零假设为真,通过样本计算所得的统计量来对总体参数进行推断。取显著性水平用 $\alpha=0.05$,如果样本统计量的 $p<0.05$,即可拒绝原假设,说明样本和总体之间或两个总体之间的差异具有统计学意义;如果样本统计量的 $p>0.05$,不能拒绝原假设,说明样本和总体之间或两个总体之间的差异归因于抽样误差。

第一节 假设检验的基本概念

1. 假设

假设是关于总体参数的陈述。

2. 小概率事件

小概率事件通常指发生的概率小于 5% 的事件,认为在一次试验中该事件是几乎不可能发生的。

3. 原假设与备择假设

原假设是对总体参数做的一个尝试性为真的假设,记作 H_0;备择假设是与原假设的内容完全对立的假设,记作 H_1。

4. 第一类错误和第二类错误

第一类错误:当 H_0 为真时,拒绝 H_0,错误概率为 α;

第二类错误:当 H_0 为假时,不拒绝 H_0,错误概率为 β。

对于给定的显著性水平 α,增大样本容量将会减少发生第二类错误的概率 β。

5. 显著性水平

显著性水平用希腊字母 alpha 表示,有时也称为风险等级。它是当原假设为真时,冒着拒绝原假设的风险。没有适用于所有测试的著著性水平。一般假设检验默认 0.05 水平(通常表示为 5% 水平)。可以根据需要选取 0.01 水平、0.10 级别,或 0~1 的任何其他级别。必须在制定一个显著性水平之前决定决策规则和收集样本数据。

如果犯第一类错误的成本很高,则选择小的值;如果犯第一类错误的成本不高,则通常选择较大的 α 值。

6. 假设检验步骤

①建立零假设(H_0)和备择假设(H_1);

②选择显着性水平；

③选择适当的检验统计量；

④根据上述步骤 1~3 制定决策规则；

⑤根据样本信息做出关于零假设的决定，拒绝原假设或者不能拒绝原假设。

7. 拒绝域

确定拒绝区域位置的一种方法是查看备择假设中的不等号指向。它指向左边，拒绝区域在左尾。它指向右边，拒绝区域在右尾。如果备择假设中没有指定方向，使用双尾检验。

在单尾检验中，所有拒绝区域在一侧尾巴上。左尾检验拒绝域在左尾，右尾检验拒绝域在右尾。

8. 临界值

单尾检验的临界值与双尾检验的临界值不同。双尾检验，将显着性水平拆分为一半放在下尾，一半放在上尾。

9. 样本量

根据中心极限定理，无论总体服从什么分布，如果样本量 $n \geq 30$，均值的抽样分布服从正态分布。此时，可以忽略样本数据的分布形态并使用参数检验。

第二节 单样本总体均值的假设检验

单样本假设检验是检验样本均值是否与给定的总体均值之间存在显著性差异。对于单个正态总体，在总体标准差 σ 已知或 σ 未知两种不同条件下，假设检验方法是不同的。

当总体标准差 σ 已知时，使用单样本 z 检验；当总体标准差 σ 未知时，使用单样本 t 检验。

t 检验和 z 检验临界值的区别：当样本量 $n \geq 30$ 时，两者之间的差异变得非常小。对于 0.05 水平的双尾检验，z 检验的临界值为 1.96 和 -1.96。t 检验，对于 df=29，临界值为 2.045 和 -2.045，df=50 时的临界值分别为 2.009 和 -2.009。

```
> qnorm(0.975)
[1] 1.959964
> qt(.975,df = 29)
[1] 2.04523
> qt(.975,df = 50)
[1] 2.008559
```

t 检验比 z 检验更保守。当使用 z 检验时，零假设更容易被拒绝。

z 检验用在样本量 $n<30$ 时会产生很大误差，因此必须用学生 t 检验以求准确。

1. 单样本 z 检验

z 检验又称 u 检验，这种假设检验的统计量服从标准正态分布。应用 z 检验的前提条件是总体服从正态分布并且总体方差已知。

(1)标准正态分布

以 μ 为平均值,σ 为标准差的正态分布,当 $z=(X-\mu)/\sigma$ 时,z 服从标准正态分布。任何正态分布通过上述变换都可以转换为标准正态分布(又称 z 分布或 u 分布)。

标准正态分布是以 0 为均值、1 为标准差的正态分布,记为 $N(0,1)$。在 $-1.96 \sim +1.96$ 范围曲线下的面积等于 0.95,在 $-2.58 \sim +2.58$ 范围曲线下的面积为 0.99(图 5-1)。

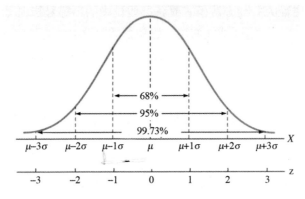

图 5-1 正态分布概率密度曲线

(2)z 检验的拒绝域与临界值

标准正态分布曲线两侧(或一侧),面积为 $\alpha/2$ 或 α 的区域称为拒绝域,拒绝域边界检验统计量的值称为临界值。

拒绝域和临界值的大小是由显著性水平 α 决定的。α 不同,拒绝域和临界值不同。

以 $\alpha=0.05$ 为例,如图 5-2、图 5-3 和图 5-4 所示。

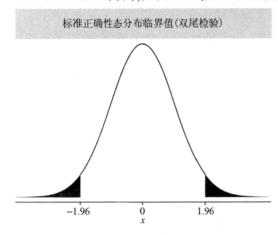

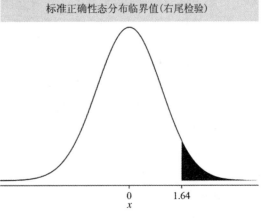

图 5-2 双尾检验的拒绝域与临界值(两侧
阴影面积分别为 $\alpha/2=0.025$)

图 5-3 上(右)尾检验的拒绝域与临界值
(阴影面积 $\alpha=0.05$)

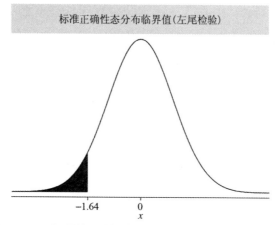

图 5-4 下(左)尾检验的拒绝域与临界值(阴影面积为 $\alpha=0.05$)

(3)常用标准正态分布临界值表(表 5-1)

表 5-1 常用标准正态分布临界值表

显著性水平 α	z_α	$z_{\alpha/2}$
0.10	1.282	1.645
0.05	1.645	1.960
0.01	2.326	2.576

(4)单样本 z 检验摘要(表 5-2)

表 5-2 单样本 z 检验摘要

检验形式	双尾检验	单尾检验	
		下(左)尾检验	上(右)尾检验
原假设与 备择假设	$H_0:\mu=\mu_0$ $H_1:\mu\neq\mu_0$	$H_0:\mu\geq\mu_0$ $H_1:\mu<\mu_0$	$H_0:\mu\leq\mu_0$ $H_1:\mu>\mu_0$
检验 统计量	$z=\dfrac{\bar{x}-\mu_0}{\sigma/\sqrt{n}}$		
临界值法	$z\geq z_{\alpha/2}$ 或 $z\leq -z_{\alpha/2}$ 拒绝 H_0	$z\leq -z_\alpha$ 拒绝 H_0	$z\geq z_\alpha$ 拒绝 H_0
p 值法	$p\leq\alpha$ 拒绝 H_0	$p\leq\alpha$ 拒绝 H_0	$p\leq\alpha$ 拒绝 H_0

样本量 $n<30$,总体服从正态分布且方差已知:

$$z=\frac{\bar{x}-\mu_0}{\sigma/\sqrt{n}}$$

式中,$\bar{x}$ 为样本均值;μ_0 为总体均值;σ 为总体标准差;n 为样本量。

样本量 $n\geq30$,总体方差未知:

$$z=\frac{\bar{x}-\mu_0}{s/\sqrt{n}}$$

式中,$\bar{x}$ 为样本均值;μ_0 为总体均值;s 为样本标准差;n 为样本量。

(5)单样本 z 检验 R 实例

R 语言 z 检验的函数在 BSDA 包。需要先安装和加载 R 包 BSDA。

```
z.test(x,  y = NULL,  alternative = "two.sided",  mu = 0,
    sigma.x = NULL,  sigma.y = NULL,  conf.level = 0.95)
```
#z.test()函数默认总体均值为 0,置信水平 95%,alternative = "two.sided",双尾检验。

已知成年男性尿酸的总体均值 $\mu=362.31$ umol/L,总体标准差 $\sigma=82.55$,现随机抽取样本容量 $n=60$ 的成年男性尿酸检测结果,检验样本均值与总体均值差异的显著性。

```
library(foreign)
DEMO <- read.xport("D:\\DEMO_J.XPT") # 读取人口统计变量数据文件
BIOPRO <- read.xport("D:\\BIOPRO_J.XPT")# 读取标准生化数据文件
DBI <- merge(DEMO, BIOPRO)# 合并数据集
DBI <- DBI [!is.na(DBI$LBDSUASI),]# 删除变量 LBDSUASI 的缺失值
DBIsub1 <- subset(DBI, RIDAGEYR > 17 & RIAGENDR == 1)
# 取成年男性数据子集
set.seed(6)
sampleDBI60 <- DBIsub1[sample(1:nrow(DBIsub1), 60, replace = F),]
# 随机无放回抽取样本(n=60)
attach(sampleDBI60)
shapiro.test(LBDSUASI) # 正态性检验
##   Shapiro-Wilk normality test
## data：LBDSUASI
## W = 0.96966, p-value = 0.1404
library(BSDA)
z.test(LBDSUASI, mu = 362.31, sigma.x = 82.55)
##   One-sample z-Test
##
## data：LBDSUASI
## z = 0.54126, p-value = 0.5883
## alternative hypothesis：true mean is not equal to 362.31
## 95 percent confidence interval：
##   347.1907 388.9660
## sample estimates：
## mean of x
##   368.0783
```
$p > 0.05$,不能拒绝样本均值和总体均值相等的原假设。

2. 单样本 t 检验

t 检验,也称 STUDENT'S t 检验,适用于总体服从正态分布并且总体方差未知的情况。

样本量 $n \geqslant 30$;样本量 $n < 30$,总体服从正态分布。上述两个条件中任意一条成立,使用 t 检验。

t 检验的统计量服从 t 分布。在概率论和统计学中,t 分布又称 STUDENT'S t 分布,它是 t 检验的基础。

t 分布的推导由英国人威廉·戈塞特 (Willam S. Gosset) 以"学生"为笔名发表于 1908 年,当时他在爱尔兰都柏林的吉尼斯(Guinness)啤酒酿酒厂工作。之后 t 检验以及相关理论经由罗纳德·费雪(Sir Ronald Aylmer Fisher)发扬光大,为了感谢戈塞特的功劳,费雪将此分布命名为学生 t 分布。

假设 X 服从标准正态分布 $N(0,1)$,Y 服从卡方 (n) 分布,那么 $Z=X/\mathrm{sqrt}(Y/n)$ 的分布称为自由度为 n 的 t 分布,记为 $Z \sim t(n)$。

t 分布的概率密度曲线以 0 为中心,呈钟形且左右对称,比标准正态分布更平坦。

t 分布是一簇曲线,其形态变化与自由度大小有关。自由度越小,t 分布曲线越低平;自由度越大,t 分布曲线越接近标准正态分布(u 分布)曲线(图 5-5)。

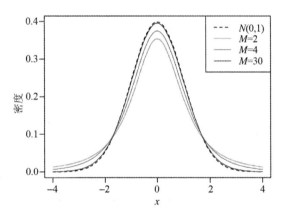

图 5-5　不同自由度下的 t 分布概率密度曲线

(1)单样本 t 检验的应用条件

单样本 t 检验,需要满足以下 4 项假设。

假设 1:观测变量为连续变量。

假设 2:观测值相互独立,不存在相互干扰作用。

假设 3:观测变量不存在异常值(根据箱式图判断异常值)。如果数据中存在异常值,箱式图会以星号或者圆点的形式提示。

假设 4:样本数据服从正态分布,总体均值已知,总体方差未知。

(2)单样本 t 检验摘要(表5-3)

表5-3 单样本 t 检验摘要表

检验形式	双尾检验	单尾检验	
		下(左)尾检验	上(右)尾检验
原假设与 备择假设	$H_0:\mu=\mu_0$ $H_1:\mu\neq\mu_0$	$H_0:\mu\geqslant\mu_0$ $H_1:\mu<\mu_0$	$H_0:\mu\leqslant\mu_0$ $H_1:\mu>\mu_0$
检验 统计量	$t=\dfrac{\bar{x}-\mu_0}{s/\sqrt{n}}$		
临界值法	$t\geqslant t_{\alpha/2}$ 或 $t\leqslant-t_{\alpha/2}$ 拒绝 H_0	$t\leqslant-t_{\alpha}$ 拒绝 H_0	$t\geqslant t_{\alpha}$ 拒绝 H_0
p 值法	$p\leqslant\alpha$ 拒绝 H_0	$p\leqslant\alpha$ 拒绝 H_0	$p\leqslant\alpha$ 拒绝 H_0

(3)R 语言单样本 t 检验命令格式

t.test(x,mu)# 对数值向量 x 做总体均值为 mu 的 t 检验。

参数 alternative = c ("two.sided", "less", "greater"),可以只选首字母,例如:alternative = "g"。

alternative =" two.sided ",默认参数,双尾检验。

alternative ="less",左尾检验

alternative ="greater",右尾检验

参数 mu=0(默认),置信水平默认为 95%。

(4)单样本 t 检验 R 实例

已知成年男性身高总体均值 μ=173.48 cm,现随机抽取样本容量 n=30 的成年男性,检验样本均值与总体均值差异的显著性。

```
library(foreign)
DEMO <- read.xport("D:\\DEMO_J.XPT") # 读取人口统计变量数据文件
BMX <- read.xport("D:\\BMX_J.XPT")# 读取身体测量数据文件
DB <- merge(DEMO, BMX)# 合并数据集
DB <- DB [!is.na(DB$BMXHT), ]# 删除变量 BMXHT 的缺失值
DBsub1 <- subset(DB, RIDAGEYR > 17 & RIAGENDR == 1)
# 取成年男性数据子集
set.seed(6)
sampleDB30 <- DBsub1[sample(1:nrow(DBsub1), 30, replace = F), ]
# 随机无放回抽取样本(n=30)
attach(sampleDB30)
shapiro.test(BMXHT)
##  Shapiro-Wilk normality test
##
## data： BMXHT
```

```
## W = 0.98228, p-value = 0.8824
t.test(BMXHT, mu = 173.48)
##  One Sample t-test
##
## data： BMXHT
## t = -0.9857, df = 29, p-value = 0.3324
## alternative hypothesis：true mean is not equal to 173.48
## 95 percent confidence interval：
##  169.4314 174.8953
## sample estimates：
## mean of x
##  172.1633
```

$p > 0.05$,不能拒绝样本均值和总体均值相等的原假设。

第三节　两独立样本总体均值的假设检验

两独立样本总体均值的假设检验用于检验两组非相关样本的总体均值之间是否存在显著差异。

两组非相关样本来自两个独立的正态分布总体并且两个总体的方差已知时，使用两独立样本均值 z 检验；两组非相关样本来自两个独立的正态分布总体并且两个总体的方差未知但相等时,使用两独立样本均值 t 检验；两组非相关样本来自两个独立的正态分布总体并且两个总体的方差未知但不相等时,使用两独立样本 Welch t 检验。

1. 两独立样本均值 z 检验

两独立样本 z 检验用于检验两组非相关样本的总体均值之间是否存在显著差异。

两独立样本 z 检验的应用条件是两组非相关样本来自两个独立的正态分布总体并且两个总体的方差已知。样本容量可以相等,也可以不等。

(1)两独立样本均值 z 检验摘要(表5-4)

表5-4　两独立样本均值 z 检验摘要表

检验形式	双尾检验	单尾检验	
		下(左)尾检验	上(右)尾检验
原假设与 备择假设	$H_0: \mu_1 = \mu_2$ $H_1: \mu_1 \neq \mu_2$	$H_0: \mu_1 \geq \mu_2$ $H_1: \mu_1 < \mu_2$	$H_0: \mu_1 \leq \mu_2$ $H_1: \mu_1 > \mu_2$
检验 统计量	$z = \dfrac{\overline{X}_1 - \overline{X}_2}{\sqrt{\dfrac{\sigma_1^2}{n_1} + \dfrac{\sigma_2^2}{n_1}}}$		
临界值法	$z \geq z_{\alpha/2}$ 或 $z \leq -z_{\alpha/2}$ 拒绝 H_0	$z \leq -z_\alpha$ 拒绝 H_0	$z \geq z_\alpha$ 拒绝 H_0
p 值法	$p \leq \alpha$ 拒绝 H_0	$p \leq \alpha$ 拒绝 H_0	$p \leq \alpha$ 拒绝 H_0

注:表达式中的等号部分($\geq$、$\leq$、$=$)总是出现在原假设中。

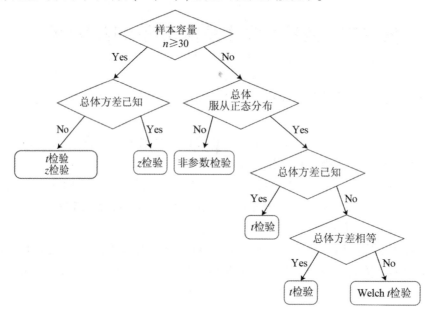

图5-6　两独立样本均值假设检验方法

(2)两独立样本均值 z 检验 R 实例

已知成年男性尿酸的总体标准差 $\sigma=82.55$,成年女性尿酸的总体标准差 $\sigma=80.30$,现随机抽取样本容量 $n=40$ 的成年男性和样本容量 $n=30$ 的成年女性尿酸检测结果,检验两独立样本均值差异的显著性。

```
set.seed(7)
sampleDBI40 <- DBIsub1[sample(1:nrow(DBIsub1), 40, replace = F),]
attach(sampleDBI40)
```

```
shapiro.test(X1)# 在进行正态性检验的时候,α 通常设定为 0.10
##  Shapiro-Wilk normality test
## data：X1
## W = 0.95778, p-value = 0.1405
DBIsub2 <- subset(DBI, RIDAGEYR > 17 & RIAGENDR == 2)
# 取成年女性数据子集
set.seed(7)
sampleDBI30 <- DBIsub2[sample(1:nrow(DBIsub2), 30, replace = F),]
attach(sampleDBI30)
X2 <- LBDSUASI
shapiro.test(X2)
##  Shapiro-Wilk normality test
##
## data：X2
## W = 0.97275, p-value = 0.6169
z.test(X1, X2, sigma.x = 82.55, sigma.y = 80.30)
##  Two-sample z-Test
## data：X1 and X2
## z = 4.8639, p-value = 1.151e-06
## alternative hypothesis：true difference in means is not equal to 0
## 95 percent confidence interval：
##    57.00114 133.94553
## sample estimates：
## mean of x mean of y
##  385.7300  290.2567
```

$p < 0.05$,拒绝两独立样本均值相等的原假设。

2. 两独立样本 t 检验

两独立样本 t 检验用于检验两组非相关样本的总体均值之间是否存在显著差异。

两独立样本 t 检验的应用条件是两组非相关样本来自两个独立的正态分布总体并且两个总体的方差未知但相等。样本容量可以相等,也可以不等。

(1)方差齐性检验

①F 检验:F 检验是在零假设(H_0)之下统计值服从 $F-$ 分布的检验。初期叫方差比率检验, 又叫联合假设检验, 由英国统计学家兼生物学家罗纳德·费雪 (Ronald Aylmer Fisher)发明于 1920 年,为了纪念罗纳德·费雪,该检验由美国数学家兼统计学家斯内德克(George W. Snedecor)命名为 F 检验。

F 检验要求样本来自两个独立的、服从正态分布的总体。通过比较两组数据的方差,以评估两个总体的方差(数值间变异程度)是否相等。

样本标准偏差平方公式:

$$S^2 = \frac{1}{n-1} \sum (X - \bar{X})^2$$

$$F = \frac{S_1^2}{S_2^2}$$

```
var.test(x, y, data) # 数值变量~数值变量,data= 数据框名称
var.test(x ~ y, data) # 数值变量~分类变量,data= 数据框名称
```

②Bartlett 检验:如果数据服从正态分布,Bartlett 检验方法检验两组以上数据的方差齐性是最为适用的。对于正态分布的数据,这种检验极为灵敏。

R 语言 Bartlett 检验在基础包,随 R 启动。数值变量在前,分类变量在后,之间用"~"。

```
bartlett.test(x ~ y, data)
```

③Levene 检验:如果样本数据不能满足正态性要求,更好的选择是使用 Levene 检验或 Fligner-Killeen 检验,它们对偏离正态性的假设这点不太敏感。

相较于 Bartlett 检验,Levene 检验更为稳健。这一方法被封装于 car 程序包中。

```
library(car)
leveneTest(x ~ y, data)
```

④Fligner-Killeen 检验:Fligner-Killeen 检验是一个非参数检验方法,完全不依赖于对分布的假设。

```
fligner.test(x ~ y,data)
```

对于上述所有的检验,原假设都为"变量的总体方差全部相同";备择假设则为"至少有两个变量的总体方差不同"。$p > 0.05$ 时为方差齐性。

特别说明:Levene 检验和 Fligner-Killeen 检验只是借助数据框 DB3 中的变量进行了应用演示。实际应用中,要先对连续变量做正态性检验,根据检验结果选择相应的方差齐性检验方法。

方差齐性检验的时候,α 通常设定为 0.10。

(2)两独立样本 t 检验摘要(表 5-5)

表 5-5 两独立样本 t 检验摘要表

检验形式	双尾检验	单尾检验	
		下(左)尾检验	上(右)尾检验
原假设与 备择假设	$H_0: \mu_1 = \mu_2$ $H_1: \mu_1 \neq \mu_2$	$H_0: \mu_1 \geq \mu_2$ $H_1: \mu_1 < \mu_2$	$H_0: \mu_1 \leq \mu_2$ $H_1: \mu_1 > \mu_2$
检验 统计量	$t = \dfrac{\bar{X}_1 - \bar{X}_2}{\sqrt{S_p^2 \left(\dfrac{1}{n_1} + \dfrac{1}{n_1} \right)}}$		
临界值法	$t \geq t_{\alpha/2}$ 或 $t \leq -t_{\alpha/2}$ 拒绝 H_0	$t \leq -t_\alpha$ 拒绝 H_0	$t \geq t_\alpha$ 拒绝 H_0
p 值法	$p \leq \alpha$ 拒绝 H_0	$p \leq \alpha$ 拒绝 H_0	$p \leq \alpha$ 拒绝 H_0

注:表达式中的等号部分($\geq$、$\leq$、=)总是出现在原假设中。

合并样本标准差$S_p^2 = \dfrac{(n_1-1)S_1^2 + (n_2-1)S_2^2}{n_1+n_2-2}$

(3)R 语言两独立样本 t 检验命令格式

```
t.test(x, y, var.equal = TRUE) # x、y 为独立样本的两个数值向量
t.test(x~y, var.equal = TRUE) # x 为数值向量,y 为二分类变量
```

t 检验默认假定方差不相等,并使用 Welsh 的修正自由度。两独立样本 t 检验需要设置参数 var.equal=TRUE 以假定方差相等,并使用合并方差估计。

(4)两独立样本 t 检验 R 实例

已知成年男性身高总体均值 μ=173.48 cm, 成年女性身高总体均值 μ=159.71 cm, 现随机抽取样本容量 n=70 的成年男性和成年女性,检验两独立样本身高均值差异的显著性。

```
library(foreign)
DEMO <- read.xport("D:\\DEMO_J.XPT") # 读取人口统计变量数据文件
BMX <- read.xport("D:\\BMX_J.XPT")# 读取身体测量数据文件
DB <- merge(DEMO, BMX)# 合并数据集
DB <- DB [!is.na(DB$BMXHT), ]# 删除变量 BMXHT 的缺失值
DB <- within(DB, {
  RIAGENDR <- factor(RIAGENDR, labels = c(" 男性 ", " 女性 "))
})
DBsub <- subset(DB, RIDAGEYR > 17)
set.seed(7)
sampleDB70 <- DBsub [sample(1:nrow(DBsub), 70, replace = F), ]
attach(sampleDB70)
my_data <- split(BMXHT, RIAGENDR) # 数据正态性检验。
unlist(lapply(my_data, function(x) {
  shapiro.test(x)$p.value
}))
##      男性       女性
## 0.9357028 0.6841343
bartlett.test(BMXHT ~ RIAGENDR) #方差齐性检验,检验的零假设为方差齐性。
##   Bartlett test of homogeneity of variances
## data： BMXHT by RIAGENDR
## Bartlett's K-squared = 0.4526, df = 1, p-value = 0.5011
t.test(BMXHT ~ RIAGENDR,
       mu = 0,
       paired = FALSE,
       var.equal = TRUE)
##   Two Sample t-test
```

```
## data： BMXHT by RIAGENDR
## t = 7.4573, df = 68, p-value = 2.117e-10
## alternative hypothesis：true difference in means between group
## 男性 and group 女性 is not equal to 0
## 95 percent confidence interval：
##  12.26333   21.22417
## sample estimates：
## mean in group 男性 mean in group 女性
##              175.1438               158.4000
```

$p < 0.05$,拒绝原假设,成年男女身高有显著性差异。

   (5)两独立样本 t 检验结果可视化

科学计数法显示 p 值见图 5-7。

```
library(rstatix)
library(ggpubr)
stat.test <- sampleDB70 %>%
  t_test(BMXHT ~ RIAGENDR, var.equal = TRUE)
stat.test$p.scient <- format(stat.test$p, scientific = TRUE)
stat.test
ggboxplot(sampleDB70, x = "RIAGENDR", y = "BMXHT",
  color = "RIAGENDR", palette = "jco", ylim = c(135, 210)) +
  stat_pvalue_manual(stat.test, label = "T-test, p={p.scient}",
y.position = 200) +
  theme(legend.position = "bottom") +
  labs(color = " 性别 ") +
  xlab(" 性别 ") +
  ylab(" 身高(cm)")
```

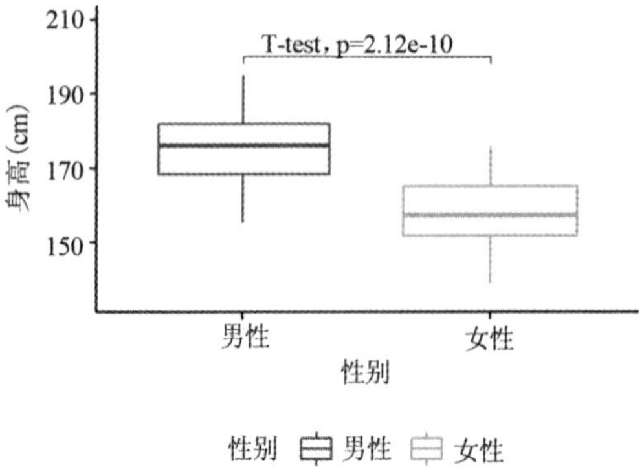

图 5-7 两独立样本 t 检验(科学计数法显示 p 值)

用显著性标识代替 p 值见图 5-8。

```
stat.test <- sampleDB70 %>%
  t_test(BMXHT ~ RIAGENDR, var.equal = TRUE) %>%
  add_significance()# 增加 p.signif
ggboxplot(sampleDB70, x = "RIAGENDR", y = "BMXHT",
  color = "RIAGENDR", palette = "jco", ylim = c(135, 210)) +
  stat_pvalue_manual(stat.test, label = "T-test, {p.signif}",
y.position = 200) +
  theme(legend.position = "bottom") +
  labs(color = " 性别 ") +
  xlab(" 性别 ") +
  ylab(" 身高(cm)")
```

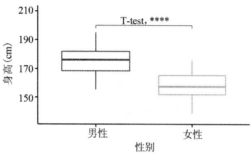

图 5-8　两独立样本 *t* 检验(用显著性标识代替 *p* 值)

箱线图盒子填充颜色见图 5-9。

```
stat.test <- sampleDB70 %>%
  t_test(BMXHT ~ RIAGENDR, var.equal = TRUE) %>%
  add_significance()# 增加 p.signif
ggboxplot(sampleDB70, x = "RIAGENDR", y = "BMXHT",
  fill = "RIAGENDR", palette = "npg", ylim = c(135, 210)) +
  stat_pvalue_manual(stat.test, label = "T-test, {p.signif}",
y.position = 200) +
  theme(legend.position = "bottom") +
  labs(fill = " 性别 ") +
  xlab(" 性别 ") +
  ylab(" 身高(cm)")
```

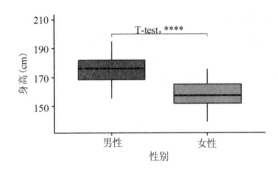

图 5-9　两独立样本 t 检验(盒子填充颜色,用显著性标识代替 p 值)

带误差棒条形图见图 5-10。

```
stat.test <- sampleDB70 %>%
  t_test(BMXHT ~ RIAGENDR, var.equal = TRUE)
stat.test <- stat.test %>% add_xy_position(fun = "mean_sd")
ggbarplot(sampleDB70, x = "RIAGENDR", y = "BMXHT",
  add = "mean_sd", fill = "RIAGENDR",
  palette = c("#00AFBB", "#FC4E07")) +
  stat_pvalue_manual(stat.test, label = "T-test, {p}",
y.position = 200) +
  theme(legend.position = "bottom") +
  labs(fill = " 性别 ") +
  xlab(" 性别 ") +
  ylab(" 身高(cm)")
```

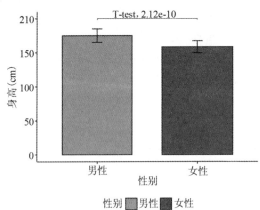

图 5-10　两独立样本 t 检验(带误差棒条形图)

3. 两独立样本均值的 Welch t 检验(总体标准差未知且不相等)

(1)两独立样本均值的 Welch t 检验摘要(总体标准差未知且不相等)(表 5-6)

表 5–6　Welch t 检验摘要表

检验形式	双尾检验	单尾检验	
		下(左)尾检验	上(右)尾检验
原假设与 备择假设	$H_0:\mu_1=\mu_2$ $H_1:\mu_1\neq\mu_2$	$H_0:\mu_1\geqslant\mu_2$ $H_1:\mu_1<\mu_2$	$H_0:\mu_1\leqslant\mu_2$ $H_1:\mu_1>\mu_2$
检验 统计量	$t=\dfrac{\overline{X}_1-\overline{X}_2}{\sqrt{\dfrac{S_1}{n_1}+\dfrac{S_2}{n_2})}}$		
临界值法	$t\geqslant t_{\alpha/2}$ 或 $t\leqslant -t_{\alpha/2}$ 拒绝 H_0	$t\leqslant -t_\alpha$ 拒绝 H_0	$t\geqslant t_\alpha$ 拒绝 H_0
p 值法	$p\leqslant\alpha$ 拒绝 H_0	$p\leqslant\alpha$ 拒绝 H_0	$p\leqslant\alpha$ 拒绝 H_0

注:表达式中的等号部分($\geqslant$、$\leqslant$、$=$)总是出现在原假设中。

自由度 $df=\dfrac{\left[(S_1^2/n_1)+(S_2^2/n_2)\right]^2}{\dfrac{(S_1^2/n_1)^2}{n_1-1}+\dfrac{(S_2^2/n_2)^2}{n_2-1}}$

R 语言两独立样本 t 检验 t.test（ ）函数默认两独立样本总体方差不齐，并使用 Welsh 的修正自由度。

```
x <- rnorm(40, 1.2, 0.2)
y <- rnorm(40, 1.2, 0.3)
shapiro.test(x)
##  Shapiro-Wilk normality test
## data： x
## W = 0.97811, p-value = 0.6195
shapiro.test(y)
##  Shapiro-Wilk normality test
## data： y
## W = 0.98209, p-value = 0.7663
var.test(x, y)
##  F test to compare two variances
## data： x and y
## F = 0.25388, num df = 39, denom df = 39, p-value = 4.073e-05
## alternative hypothesis： true ratio of variances is not equal to 1
## 95 percent confidence interval：
##  0.1342764 0.4800137
## sample estimates：
## ratio of variances
##           0.2538789
```

```
t.test(x, y)
##  Welch Two Sample t-test
## data： x and y
## t = -1.8876, df = 57.603, p-value = 0.06412
## alternative hypothesis： true difference in means is not equal to 0
## 95 percent confidence interval：
##  -0.202141268  0.005945107
## sample estimates：
## mean of x mean of y
##  1.154483  1.252581
```

第四节　成对样本 t 检验

　　成对样本 t 检验,用于检验有一定相关关系的两个样本之间的差异情况。判断差值的总体均数是否与 0 相比是否有显著性差异。

　　成对样本是指不同的均值来自于具有配对关系的不同样本，此时样本之间具有相关关系,两个样本值之间的配对一一对应,且具有相同的容量,配对观测值之差服从正态分布。

　　常见的使用场景有:①同一对象处理前后的对比;②同一对象采用两种方法检验的结果的对比。

　　1. 配对样本 t 检验摘要(表 5-7)

表 5-7　配对样本 t 检验摘要表

检验形式	双尾检验	单尾检验	
		下(左)尾检验	上(右)尾检验
原假设与 备择假设	$H_0:\mu_d=0$ $H_1:\mu_d\neq0$	$H_0:\mu_d\geq0$ $H_1:\mu_d<0$	$H_0:\mu_d\leq0$ $H_1:\mu_d>0$
检验 统计量	$t=\dfrac{\bar{d}}{S_d/\sqrt{n}}$		
临界值法	$t\geq t_{\alpha/2}$ 或 $t\leq-t_{\alpha/2}$ 拒绝 H_0	$t\leq-t_{\alpha}$ 拒绝 H_0	$t\geq t_{\alpha}$ 拒绝 H_0
p 值法	$p\leq\alpha$ 拒绝 H_0	$p\leq\alpha$ 拒绝 H_0	$p\leq\alpha$ 拒绝 H_0

注:表达式中的等号部分(≥、≤、=)总是出现在原假设中。

$$S_d=\sqrt{\frac{\sum(d-\bar{d})^2}{n-1}}$$

2. R 语言成对样本 t 检验命令格式

t.test(x,y, paired = TRUE)# x、y 为成对样本的两个数值向量

t.test(x~y, paired = TRUE)# x 为数值向量,包含两个成对样本的数据,y 为二分类变量

3. R 实例

```
# 治疗前小鼠体重
before <-c(15.4,25.3,25.6,34.7,28.8,18.9,30.0,36.7,25.8,27.7)
# 治疗后小鼠的体重
after <-c(32.5,23.4,36.7,35.7,38.7,32.5,32.4,37.0,26.7,30.0)
# 创建数据框
my_data <- data.frame(
  group = rep(c("before", "after"), each = 10),
  weight = c(before, after))
# 计算配对数据之差
d <- with(my_data,
weight[group == "before"] - weight[group == "after"])
#Shapiro-Wilk 正态性检验差值是否符合正态分布
shapiro.test(d)
        Shapiro-Wilk normality test
data: d
W = 0.87497, p-value = 0.1142
```

$p > 0.05$,表明差值(d)服从正态分布,可以使用配对 t 检验。

```
t.test(after,before, paired = TRUE)
        Paired t-test
data: after and before
t = 2.7111, df = 9, p-value = 0.02395
alternative hypothesis: true difference in means is not equal to 0
95 percent confidence interval:
  0.9388936 10.4011064
sample estimates:
mean of the differences
                5.67
```

也可使用如下代码,结果一样。

```
t.test(weight ~ group, data = my_data, paired = TRUE)
```

结果可视化:

```
治疗前 <- c(15.4, 25.3, 25.6, 34.7, 28.8, 18.9, 30.0,
          36.7, 25.8, 27.7)
治疗后  <- c(32.5, 23.4, 36.7, 35.7, 38.7, 32.5, 32.4,
```

```
              37.0, 26.7, 30.0)
my_data <- data.frame(group = rep(c(" 治疗前 ", " 治疗后 "), each = 10),
                      weight = c(治疗前,   治疗后))
library(rstatix)
library(ggpubr)
## 载入需要的程辑包:ggplot2
stat.test <- my_data %>%
  t_test(weight ~ group, paired = TRUE)
# Box plot
ggpaired(
  my_data,
  x = "group",
  y = "weight",
  fill = "group",
  palette = "jco",
  line.color = "gray",
  line.size = 0.4,
  ylim = c(10, 45)) +
  stat_pvalue_manual(stat.test,
  label = "t-Test: Paired Two-Sample for Means,p={p}",
  y.position = 41) +
  theme(legend.position = "bottom") +
  labs(fill = " 组别 ") +
  xlab(" 组别 ") +
  ylab(" 体重(g)")
```

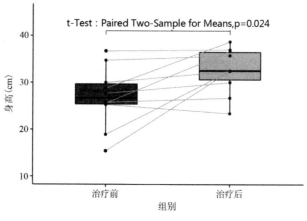

图 5-11　成对样本 *t* 检验

第五节 单因素方差分析

完全随机设计是应用完全随机化的方法进行分组，将全部研究对象分配到 k 个处理组,各组分别给予不同的处理,然后比较各组均值间的差别有无统计学意义,从而推断处理因素的效应。

方差分析由英国统计学家罗纳德·费希尔(R.A.Fisher)于 1923 年提出,用来研究控制变量的不同水平是否对观测变量产生了显著影响。研究单个因素对观测变量的影响,称为单因素方差分析,是两个或两个以上样本均数比较的假设检验。

假设 A 有 k 个水平,A 的每个水平都有若干个观测值,每个水平的观测值个数如果相等,称为平衡设计,个数不等,称为非平衡设计。

方差分析的基本思想是将总的离差平方和分解为几个部分，每一部分反映了方差的一种来源,然后利用 F 分布进行检验。

假定实验或观察中只有一个因素(因子)A,A 有 k 个水平,分别记为 $A_1,A_2,\cdots A_k$,在每一种水平下,做 n_i(第 j 个水平下的观测次数,每一种水平下的实验次数可以相等,也可以不等)次实验,每次实验得到的实验数据记做 x_{ij},表示在第 j 个实验水平下的第 i 个数据 $(i=1,2,\cdots,n;j=1,2,\cdots,k)$

单因素方差分析离差平方和的分解：

$$SS_T=SS_A+SS_E$$

其中,SS_T 代表总离差平方和,SS_E 代表误差平方和（组内离差平方和),SS_A 代表处理 A 的不同水平间的离差平方和(组间离差平方和)。

$$SS_T=\sum_{i=1}^{k}\sum_{j=1}^{n_i}(X_{ij}-\overline{X})^2$$

$$SS_A=\sum_{i=1}^{k}\sum_{j=1}^{n_i}(X_i-\overline{X})^2$$

$$SS_E=\sum_{i=1}^{k}\sum_{j=1}^{n_i}(X_{ij}-\overline{X}_i)^2$$

其中,$\overline{X}$ 为样本观测值的总平均值;$\overline{X}_i$ 为水平均值(组均值)。

组内离差平方和反映了试验过程中各种随机因素所引起的试验误差；组间离差平方和反映了各组样本之间的差异程度,即由变异因素的水平不同所引起的系统误差;总离差平方和反映了全部观察值离散程度的总规模。

SS_E 与 SS_A 除以各自的自由度(组内 $df_E=n-k$,组间 $df_A=k-1$,其中 n 为样本总数,k 为组数),得到 MS_E 和 MS_A：

$$F=MS_A/MS_E$$

如果 $MS_A/MS_E\approx 1$,各组均值间的差异没有统计学意义,控制变量没有给观测变量带来显著影响,各组均值间的差异是由随机变量因素引起的,即各组样本均来自同一总体。

如果 $MS_A \gg MS_E$(远远大于),各组均值间的差异有统计学意义,组间均方是由于误差与不同处理共同导致的结果,控制变量给观测变量带来了显著影响,即各样本来自不同总体。

方差分析的假定:

①每个总体均服从正态分布;

②每个总体方差相同;

③每组观测值必须是独立的。

单因素方差分析是对两独立样本 t 检验的延伸,在单因素方差分析中,连续变量被一个分组变量(也称为因子变量)分为几组,对几组均值之间有无统计学差异进行比较。在 R 术语中,分类变量称为因子(factor),分类变量的不同类别称为因子水平。单因素方差分析的自变量为分类变量,因变量为连续变量。

应用单因素方差分析之前,要对数据进行正态性检验和方差齐性检验,只有同时满足正态性和方差齐性,才可用单因素方差分析。

在进行正态性检验、方差齐性检验的时候,α 通常设定为 0.10。

正态性检验对控制变量不同水平下各观测变量总体是否服从正态分布进行检验。方差齐性检验是对控制变量不同水平下各观测变量总体方差是否相等进行检验。控制变量不同各水平下观测变量总体方差无显著差异是方差分析的前提要求。

单因素方差分析组间差异的多重比较:单因素方差分析的基本分析只能判断控制变量是否对观测变量产生了显著影响。如果控制变量确实对观测变量产生了显著影响,进一步还应确定控制变量的不同水平对观测变量的影响程度如何,其中哪个水平的作用明显区别于其他水平,哪个水平的作用是不显著的,等等。

事后多重检验是基于方差分析基础上进行的,因此首先要满足方差分析确实存在显著性差异,接着才来比较两两的差异。如果方差分析显示 p 值大于 0.05,各个组别之间没有差异性,此时则不需要进行事后检验。

(1)Bonferroni 检验

Bonferroni 检验用途最广,几乎可用于任何多重比较的情形,可用 agricolae 包中 LSD.test()函数或基础包中 pairwise.t.test()函数实现。

其基本思想是采用 $\alpha' = \alpha / n$ 作为新的检验水准,其中,n 为两两比较次数,α 为累积 I 类错误的概率。

Bonferroni 检验比较保守,Holm 是一种常用的修正 Bonferroni 过保守的方法,将 p.adj 设置为"holm"即可。

(2)LSD-t 检验

LSD-t 检验,也叫最小显著性差异,由 agricolae 包中的 LSD.test()函数实现。

最小显著差异(least significnat difference,LSD)法由统计学家 Fisher 提出,因此也称为 Fisher 的最小显著差异法,简称 LSD 法。LSD 法其实只是 t 检验的一个简单变形,并未对检验水准做出任何校正,只是在标准误的计算上充分利用了样本信息,为所有组的均数统一估计出了一个更为稳健的标准误。

LSD 检验适用于在专业上有特殊意义的样本均数间的比较,是在设计之初,就已明确要比较某几个组均数间是否有差异。LSD 法侧重于减小 II 类错误,但有增大 I 类错误(假阳性)的可能。

(3)Dunnett-t 检验

Dunnett-t 检验由 multcomp 包中 glht()函数实现,适用于 $k-1$ 个试验组与一个对照组均数差异的多重比较。这种比较也是在设计阶段就确定了。

模型默认第一组为对照组,并依次对比与其他组的差异。

(4)Tukey HSD 检验

真实显著差异 (honestly significant difference,HSD) 法是由 Jone W.tukey 于 1953 年提出的, 因此也称为 Tukey 的 HSD 法, 该法利用了学生化极差分布的方法。Tukey HSD 检验由基础包中的 Tukey HSD()函数或 multcomp 包中的 glht()函数实现,用于各组样本均数的全面比较。

(5)Scheffe 检验

Scheffe 检验由 agricolae 包中的 scheffe.test()函数实现。各组样本数相等或不等均可以使用,但是以各组样本数不相等时使用较多。Scheffe 也是通过指示字母的相同与否判定二者间差异是否有统计学意义,不显示两两比较的 p 值。

(6)SNK-q 检验

SNK 法属于多重极差检验,其检验统计量为 q,又称 q 检验。SNK 法与 Bonferroni 法在功能上类似,SNK 法是 Tukey 的 HSD 检验法的一种修正, 相对于 Tukey 的 HSD 检验不是很保守,因此能发现更多的差异。

SNK-q 检验由 agricolae 包中的 SNK.test()函数实现,适用于多个样本均数两两之间的全面比较。

单因素方差分析实例

ToothGrowth 为 R 内置数据集。它是评估维生素 C 对豚鼠牙齿生长影响的研究数据。

将 60 只豚鼠随机分为 6 组,每组 10 只。饲喂方法分为橙汁(OJ)或抗坏血酸(VC)两种,每种方法有三种剂量水平(0.5 mg/ 天、1 mg / 天和 2 mg/ 天)。其中,supp 表示饲喂方法,dose 表示每种饲喂方法的三种剂量水平。

用单因素方差分析饲喂方法为 VC 的三种剂量水平 (0.5 mg/ 天、1 mg/ 天和 2 mg/ 天)间均值是否相等。

1. 使用 dplyr 包按组计算统计量(平均值、中位数和标准差)

```
attach(ToothGrowth)
ToothGrowthVC <- subset(ToothGrowth, supp == "VC")
ToothGrowthVC [, 3] <- as.factor(ToothGrowthVC [, 3])
#将第 3 列转化为因子类型
attach(ToothGrowthVC)
library(dplyr)
group_by(ToothGrowthVC, dose) %>%
  summarise(count = n(),
    mean = mean(len, na.rm = TRUE),
    sd = sd(len, na.rm = TRUE))
```

```
## # A tibble: 3 x 4
##   dose  count  mean    sd
##   <fct> <int> <dbl> <dbl>
## 1 0.5      10  7.98  2.75
## 2 1        10 16.8   2.52
## 3 2        10 26.1   4.80
```

2. 正态性检验

```
library(rstatix)
ToothGrowthVC %>%
  group_by(dose) %>%
  shapiro_test(len)
## # A tibble: 3 x 4
##   dose  variable statistic     p
##   <fct> <chr>        <dbl> <dbl>
## 1 0.5   len          0.890 0.170
## 2 1     len          0.908 0.270
## 3 2     len          0.973 0.919
```

3. 方差齐性检验

```
bartlett.test(len ~ dose, data = ToothGrowthVC)
##  Bartlett test of homogeneity of variances
## data: len by dose
## Bartlett's K-squared = 4.5119, df = 2, p-value = 0.1048
```

4. 单因素方差分析

```
fit <- aov(len ~ dose, data = ToothGrowthVC)
summary(fit)
##             Df Sum Sq Mean Sq F value  Pr(>F)
## dose         2   1650   824.7   67.07 3.36e-11 ***
## Residuals   27    332    12.3
## ---
## Signif. codes: 0 '***' 0.001 '**' 0.01 '*' 0.05 '.' 0.1 ' ' 1
library(car)
outlierTest(fit)
## No Studentized residuals with Bonferroni p < 0.05
## Largest |rstudent|:
##    rstudent unadjusted p-value Bonferroni p
## 23 2.561701           0.016562      0.49686
```

5. 绘制各组数据均值及其置信区间的图形

```
library(gplots)
```

```
plotmeans(len ~ dose,
          xlab = " 剂量水平(mg/ 天)",
          ylab = " 牙齿长度 ",
          main = "")
```

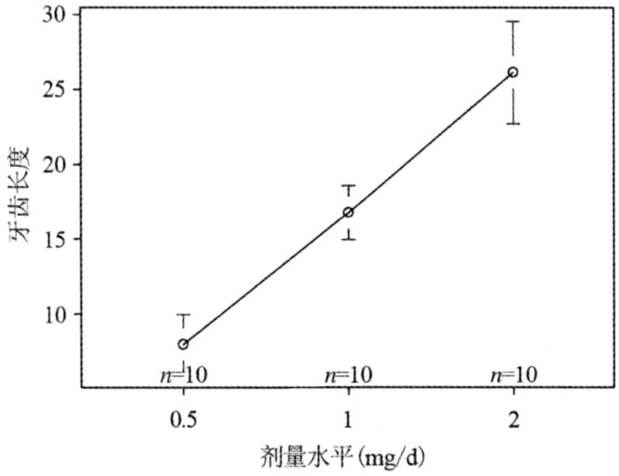

图 5-12 各组数据均值及其置信区间

6. 两两检验(组间差异检验的 $p<0.05$ 才有必要进行)

(1)Bonferroni 检验

```
library(agricolae)
bon <- LSD.test(fit, "dose", p.adj = "bonferroni")
bon$groups  # 显示结果
##       len groups
## 2   26.14      a
## 1   16.77      b
## 0.5  7.98      c
plot(bon,
     xlab = " 剂量水平(mg/ 天)",
     ylab = " 牙齿长度 ",
     main = "")
```

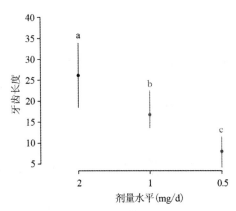

图 5-13 Bonferroni 检验结果

两组间有相同的字母表示差异不显著,两组间字母不同表示差异显著。

(2)LSD-t 检验

```
library(agricolae)
L <- LSD.test(fit, "dose", p.adj = "none")
L$groups # 显示结果
##        len groups
## 2    26.14      a
## 1    16.77      b
## 0.5  7.98       c
```

(3)Tukey HSD 检验

```
TukeyHSD(fit)
##    Tukey multiple comparisons of means
##      95% family-wise confidence level
##
## Fit: aov(formula = len ~ dose, data = ToothGrowthVC)
##
## $dose
##          diff      lwr       upr       p adj
## 1-0.5    8.79  4.901765 12.67824 1.75e-05
## 2-0.5   18.16 14.271765 22.04824 0.00e+00
## 2-1      9.37  5.481765 13.25824 6.60e-06
library(ggpubr)
## 载入需要的程辑包:ggplot2
library(rstatix)
res.anova <- ToothGrowthVC %>% anova_test(len ~ dose)
## Coefficient covariances computed by hccm()
res.anova
## ANOVA Table (type II tests)
##
##    Effect DFn DFd     F        p p<.05   ges
## 1   dose   2  27 67.072 3.36e-11     * 0.832
res1 <- ToothGrowthVC  %>%
  tukey_hsd(len ~ dose, p.adjust.method = "bonferroni")
res1
## # A tibble: 3 x 9
##    term  group1 group2 null.value estimate conf.low  conf.high
p.adj
## * <chr> <chr>  <chr>        <dbl>    <dbl>    <dbl>      <dbl>
```

```
<dbl>
##  1 dose  0.5    1              0      8.79    4.90     12.7
1.75e- 5
##  2 dose  0.5    2              0     18.2    14.3      22.0
1.66e-11
##  3 dose  1      2              0      9.37    5.48     13.3
6.61e- 6
## # ... with 1 more variable: p.adj.signif <chr>
res1 <- res1 %>% add_xy_position(x = "dose")
ggboxplot(ToothGrowthVC, x = "dose", y = "len") +
  stat_pvalue_manual(res1, step.increase = 0.05) +
  labs(subtitle = get_test_label(res.anova, detailed = TRUE),
       caption = get_pwc_label(res1)) +
  xlab(" 剂量水平(mg/ 天)") +
  ylab(" 牙齿长度 ")
```

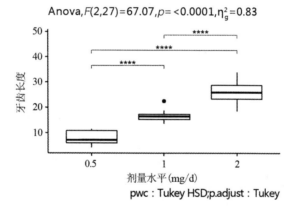

图 5–14　Tukey HSD 检验(用显著性标识代替 p 值)

```
library(rstatix)
library(ggpubr)
df <- ToothGrowthVC
stat.test <- tukey_hsd(df, len ~ dose)
ggboxplot(df, x = "dose", y = "len") +
  stat_pvalue_manual(stat.test,
                     label = "Tukey HSD  p.adj = {p.adj}",
                     y.position = c(29, 35, 39)) +
  xlab(" 剂量水平(mg/ 天)") +
  ylab(" 牙齿长度 ")
```

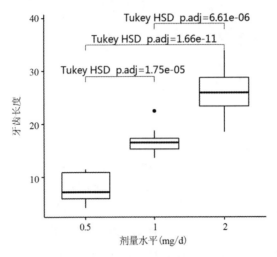

图 5-15　Tukey HSD 检验（科学计数法显示 *p* 值）

```
#带误差棒条形图
library(rstatix)
library(ggpubr)
df <- ToothGrowthVC
stat.test <- tukey_hsd(df, len ~ dose)
stat.test
## # A tibble: 3 x 9
##   term  group1 group2 null.value estimate conf.low conf.high    p.adj
## * <chr> <chr> <chr>       <dbl>    <dbl>   <dbl>     <dbl>     <dbl>
## 1 dose  0.5   1             0      8.79    4.90     12.7 1.75e- 5
## 2 dose  0.5   2             0     18.2    14.3      22.0 1.66e-11
## 3 dose  1     2             0      9.37    5.48     13.3 6.61e- 6
## # ... with 1 more variable: p.adj.signif <chr>
stat.test <-
  stat.test %>% add_xy_position(fun = "mean_sd", x = "dose")
ggbarplot(df, x = "dose", y = "len", add = "mean_sd",
  fill = "dose",
  palette = c("#00AFBB", "#E7B800", "#FC4E07")) +
  stat_pvalue_manual(stat.test,
label = "Tukey HSD  p.adj = {p.adj}",
                   y.position = c(29, 35, 39)) +
  xlab(" 剂量水平(mg/ 天)") +
  ylab(" 牙齿长度 ") +
  theme(legend.position = "bottom") +
  labs(fill = " 剂量水平 ")
```

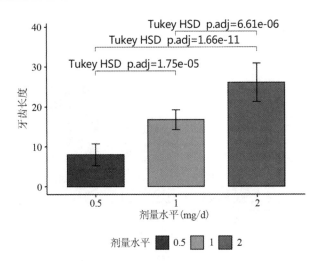

图 5-16 Tukey HSD 检验 (带误差棒条形图)

加抖动点
```
df <- ToothGrowthVC
stat.test <- tukey_hsd(df, len ~ dose)
stat.test
## # A tibble: 3 x 9
##    term  group1 group2 null.value estimate conf.low conf.high   p.adj
## * <chr> <chr>  <chr>       <dbl>    <dbl>    <dbl>     <dbl>   <dbl>
## 1 dose  0.5    1               0     8.79     4.90      12.7 1.75e- 5
## 2 dose  0.5    2               0    18.2     14.3       22.0 1.66e-11
## 3 dose  1      2               0     9.37     5.48      13.3 6.61e- 6
## # ... with 1 more variable: p.adj.signif <chr>
stat.test <-
  stat.test %>% add_xy_position(fun = "mean_sd", x = "dose")
ggbarplot(df, x = "dose", y = "len", add = "mean_sd",
  fill = "dose",
  palette = c("#00AFBB", "#E7B800", "#FC4E07")) +
  stat_pvalue_manual(stat.test,
label = "Tukey HSD  p.adj = {p.adj}",
                     y.position = c(29, 35, 39)) +
  xlab(" 剂量水平(mg/ 天)") +
  ylab(" 牙齿长度 ") +
  theme(legend.position = "bottom") +
  labs(fill = " 剂量水平 ") +
  geom_jitter(width = 0.1)# 调节抖动的宽度
```

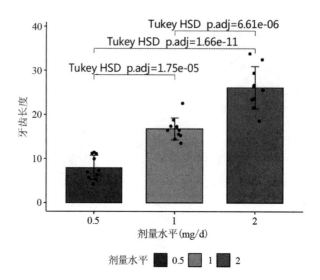

图 5-17 Tukey HSD 检验 (带误差棒条形图+抖动点)

(4)Scheffe 检验

```
library(agricolae)
scheffe.test(fit, "dose", console = TRUE)
##
## Study：fit ~ "dose"
##
## Scheffe Test for len
##
## Mean Square Error ：12.29633
##
## dose， means
##
##        len      std  r  Min   Max
## 0.5   7.98 2.746634 10  4.2  11.5
## 1    16.77 2.515309 10 13.6  22.5
## 2    26.14 4.797731 10 18.5  33.9
##
## Alpha：0.05 ; DF Error：27
## Critical Value of F：3.354131
##
## Minimum Significant Difference：4.0617
##
## Means with the same letter are not significantly different.
##
```

```
##          len groups
## 2     26.14      a
## 1     16.77      b
## 0.5    7.98      c
```

(5)Dunnett-t 检验

拟合模型:aov(A~B,data= 数据)。

glht(模型,linfct=mcp(B="Tukey")),其中 Tukey 为不同类型之间的两两比较。

Tukey 法较 LSD 法保守,即较 LSD 不易发现显著差异。Tukey 法要求比较的样本容量相差不大,一般用于样本容量相同的组之间均数的比较。

multcomp 包中的 glht()函数提供了多重均值比较更为全面的方法,既适用于线性模型,也适用于广义线性模型。

cld()函数中的 level 选项设置了使用的显著水平(0.05,即本例中的 95%的置信区间)。

有相同字母的组(用箱线图表示)说明均值差异不显著。没有相同字母的组(用箱线图表示)说明均值差异显著。

```
library(multcomp)
D <- glht(fit, linfct = mcp(dose = 'Dunnett'),
          alternative = 'two.side')
summary(D)
##
##     Simultaneous Tests for General Linear Hypotheses
##
## Multiple Comparisons of Means: Dunnett Contrasts
##
##
## Fit: aov(formula = len ~ dose, data = ToothGrowthVC)
##
## Linear Hypotheses:
##               Estimate Std. Error t value Pr(>|t|)
## 1 - 0.5 == 0     8.790      1.568   5.605 1.19e-05 ***
## 2 - 0.5 == 0    18.160      1.568  11.580  < 1e-10 ***
## ---
## Signif. codes: 0 '***' 0.001 '**' 0.01 '*' 0.05 '.' 0.1 ' ' 1
## (Adjusted p values reported -- single-step method)
library(multcomp)
T <- glht(fit, linfct = mcp(dose = "Tukey"))
summary(T) #Adjusted p values reported -- single-step method
##
```

```
##     Simultaneous Tests for General Linear Hypotheses
##
## Multiple Comparisons of Means: Tukey Contrasts
##
##
## Fit: aov(formula = len ~ dose, data = ToothGrowthVC)
##
## Linear Hypotheses:
##                 Estimate Std. Error t value Pr(>|t|)
## 1 - 0.5 == 0      8.790      1.568   5.605  1.1e-05 ***
## 2 - 0.5 == 0     18.160      1.568  11.580  < 1e-05 ***
## 2 - 1 == 0        9.370      1.568   5.975  < 1e-05 ***
## ---
## Signif. codes:  0 '***' 0.001 '**' 0.01 '*' 0.05 '.' 0.1 ' ' 1
## (Adjusted p values reported -- single-step method)
```

用 glht 函数的时候,通过设定 test=adjusted("")来指定多重比较校正的方法。为了控制整个检验犯 I 型错误的概率,要对每个两两比较的 p 值校正。

```
summary(T, test = univariate())
##
##     Simultaneous Tests for General Linear Hypotheses
##
## Multiple Comparisons of Means: Tukey Contrasts
##
##
## Fit: aov(formula = len ~ dose, data = ToothGrowthVC)
##
## Linear Hypotheses:
##                 Estimate Std. Error t value Pr(>|t|)
## 1 - 0.5 == 0      8.790      1.568   5.605 6.02e-06 ***
## 2 - 0.5 == 0     18.160      1.568  11.580 5.58e-12 ***
## 2 - 1 == 0        9.370      1.568   5.975 2.26e-06 ***
## ---
## Signif. codes:  0 '***' 0.001 '**' 0.01 '*' 0.05 '.' 0.1 ' ' 1
## (Univariate p values reported)
summary(T, test = adjusted("Shaffer"))
##
##     Simultaneous Tests for General Linear Hypotheses
##
```

```
## Multiple Comparisons of Means：Tukey Contrasts
##
##
## Fit：aov(formula = len ~ dose, data = ToothGrowthVC)
##
## Linear Hypotheses：

##                   Estimate Std. Error t value Pr(>|t|)
## 1 - 0.5 == 0      8.790      1.568    5.605  6.02e-06 ***
## 2 - 0.5 == 0     18.160      1.568   11.580  1.67e-11 ***
## 2 - 1 == 0        9.370      1.568    5.975  2.26e-06 ***
## ---
## Signif. codes：0 '***' 0.001 '**' 0.01 '*' 0.05 '.' 0.1 ' ' 1
## (Adjusted p values reported -- Shaffer method)
summary(T, test = adjusted("Westfall"))
##
##   Simultaneous Tests for General Linear Hypotheses
##
## Multiple Comparisons of Means：Tukey Contrasts
##
##
## Fit：aov(formula = len ~ dose, data = ToothGrowthVC)
##
## Linear Hypotheses：
##                   Estimate Std. Error t value Pr(>|t|)
## 1 - 0.5 == 0      8.790      1.568    5.605   <1e-05 ***
## 2 - 0.5 == 0     18.160      1.568   11.580   <1e-05 ***
## 2 - 1 == 0        9.370      1.568    5.975   <1e-05 ***
## ---
## Signif. codes：0 '***' 0.001 '**' 0.01 '*' 0.05 '.' 0.1 ' ' 1
## (Adjusted p values reported -- Westfall method)
# 对照组
stat.test <- df %>% t_test(len ~ dose, ref.group = "0.5")
stat.test
## # A tibble：2 x 10
##   .y.   group1 group2    n1    n2 statistic    df        p  p.adj p.adj.signif
## * <chr> <chr>  <chr>  <int> <int>     <dbl> <dbl>    <dbl>  <dbl> <chr>
## 1 len   0.5    1         10    10     -7.46  17.9  6.81e-7 6.81e-7 ****
```

```
## 2 len   0.5    2              10     10      -10.4    14.3    4.68e-8 9.36e-8 ****
stat.test <- stat.test %>% add_xy_position(x = "dose")
ggboxplot(df, x = "dose", y = "len", fill = "dose",
   palette = c("#00AFBB", "#E7B800", "#FC4E07")) +
   stat_pvalue_manual(stat.test, label = "p.adj.signif",
tip.length = 0.01) +
   xlab(" 剂量水平(mg/ 天)") +
   ylab(" 牙齿长度 ") +
   theme(legend.position = "bottom") +
   labs(fill = " 剂量水平 ")
```

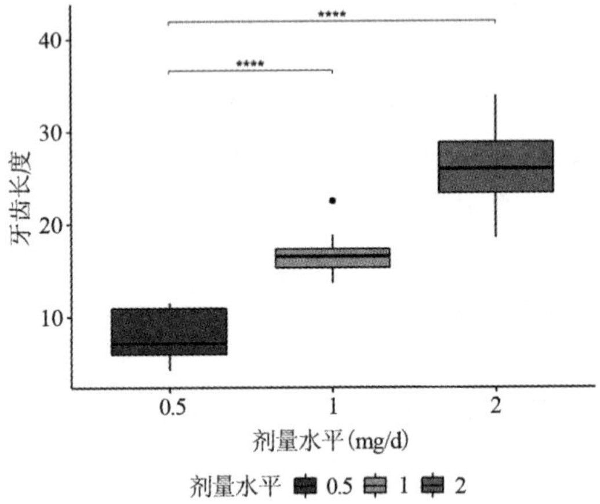

图 5-18　Dunnett-*t* 检验 (箱线图)

```
# Bar plot
stat.test <-
   stat.test %>% add_xy_position(fun = "mean_sd", x = "dose")
ggbarplot(df, x = "dose", y = "len", add = "mean_sd",
   fill = "dose", palette = c("#00AFBB", "#E7B800", "#FC4E07")) +
   stat_pvalue_manual(stat.test, label = "p.adj.signif",
tip.length = 0.01) +
   xlab(" 剂量水平(mg/ 天)") +
   ylab(" 牙齿长度 ") +
   theme(legend.position = "bottom") +
   labs(fill = " 剂量水平 ")
```

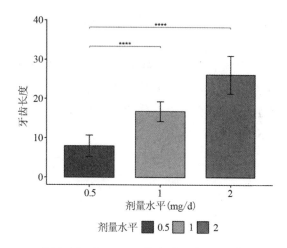

图 5-19 Dunnett-t 检验(条形图+误差棒)

第六节 双因素方差分析

双因素方差分析(Two-way ANOVA)用于检验两个分类变量(自变量)与一个连续变量(因变量)之间的关系。如果一个分类变量有两个组别,另外一个分类变量有三个组别,一共就有 2×3 = 6 个组别。根据各组之间的样本量是否相等,两因素方差分析又可分为均衡设计(Balanced design)与非均衡设计(Unbalanced design)。均衡设计的各组间样本量相等,非均衡设计的各组间样本量不等。

析因设计,也称全因子实验设计,是一种将两个或多个因素的各水平交叉分组,对各个组合都进行实验的设计。它可以分析各实验因素的主效应、各因素间的交互效应和简单效应。

主效应(main effect):指某一因素各单独效应的平均效应,即某一因素各水平之间的平均差别。

交互效应(interaction effect):指某一因素的单独效应随着另一因素的水平变化而变化。

简单效应(simple effect):指固定其中一个因素某一个水平时,探讨另一个因素不同水平的效应之差。当两个因素间存在交互效应,须逐一分析各因素的简单效应。

(1) 如果自变量之间不存在交互作用,进行主效应分析;

(2) 如果自变量之间存在交互作用,进行简单效应分析。

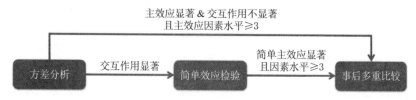

　　一般交互效应显著时,需要进一步进行简单效应分析。(交互效应显著时,需要控制一个变量的一个水平,比较另一个变量的各水平差异。)

　　交互作用是对于因素之间来说的,2*2,最多有一个交互作用,简单效应是存在交互作用之后的再分析, 是看在哪个因素的不同水平上有显著差异,2*2 设计, A 因素有两水平 a_1, a_2,B 因素有两个水平 b_1, b_2,如果存在交互作用,需要检验是 A 因素在 b_1, b_2 水平存在差异,还是 B 因素在 a_1, a_2 水平存在差异。

第六章 组间差异的非参数检验

  非参数检验不考虑总体的参数和总体的分布类型，而对样本所代表的总体进行假设检验，具有适用范围广、数据要求不严、方法简便等优点；虽然非参数检验的适用范围广，但资料符合参数检验的条件，或经过数据正态性变换后符合参数检验的条件，最好使用参数检验，因为使用非参数检验会损失数据信息导致检验效能相较参数检验较低。

```
library(foreign)
DEMO <- read.xport("D:\\DEMO_J.XPT") # 读取人口统计变量数据文件
PBCD <- read.xport("D:\\PBCD_J.XPT") # 读取血液中铅镉汞等含量数据文件
DPB <- merge(DEMO, PBCD) # 合并数据框
DPB <- DPB［!is.na(DPB$LBXBPB),］# 删除变量 LBXBPB 的缺失值
DPBsub <- subset(DPB, RIDAGEYR == 7 & RIDRETH1 < 4)
# 提取七岁儿童的子集
DPBsub <- within(DPBsub, {
    RIAGENDR <- factor(RIAGENDR, labels = c(" 男 ", " 女 "))
    RIDRETH1 <- factor(RIDRETH1, labels = c("Mexican American",
                        "Other Hispanic", "Non-Hispanic White"))
  })
attach(DPBsub)
library(DescTools)
par(mai = c(0.5, 0.5, 0.16, 0.2),
  mgp = c(1.6, 0.5, 0),
  tck = -0.018,
  cex = 0.8)
PlotFdist(LBXBPB,
  na.rm = TRUE,
  args.dens = NA,
  args.ecdf = NA,
  xlab = " 血铅(ug/dL)",
  args.hist = list(
    xaxt = "s",
    breaks = 12,
    ylab = " 概率密度 ",
```

```
    col = "steelblue",
    ylim = c(0, 2)),
  args.rug = TRUE,
  heights = c(3, 2.5),
  pdist = 2.5,
  main = "")
legend(x = "topright", xpd = NA,
  legend = c(expression(
    plain("Shapiro-Wilks\nNormality Test\n")), "p < 5.935e-07"),
  box.col = "white",
  adj = c(0.36, 6.2))
```

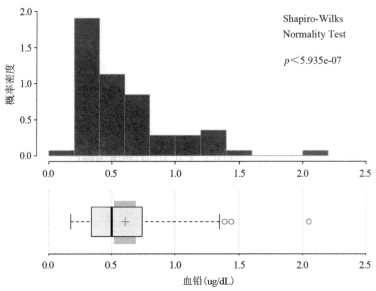

图 6-1　血铅直方图和箱线图

第一节　单样本 Wilcoxon 检验

如果样本数据不符合正态性,宜采用非参数 Wilcoxon 检验。

wilcox.test(x)# 检验样本中位数与总体中位数 0 的差异显著性

wilcox.test(x,mu=value)# value 为总体中位数,x 为样本数据(非空数值向量)

alternative="two.sided", 备择假设选项,取 "two.sided"(默认值)表示双侧检验,区间的置信水平为 0.95。

mu=0, mu 为待检中位数。默认为 0,可以根据需要设置。

exact=FALSE,exact 是逻辑变量,说明是否精确计算 p 值,当样本量较小时,此参数起作用,当样本量较大时,软件采用正态分布近似计算 p 值。

correct=TRUE,correct 是逻辑变量, 说明是否对 p 值的计算采用连续性修正,相同秩次较多时,统计量要校正。

conf.int=FALSE) conf.int 是逻辑变量,说明是否给出相应的置信区间。

七岁儿童的血铅中位数为 0.50 ug/dL。

```
wilcox.test(LBXBPB, mu = 0.50)
## data：LBXBPB
## V = 1397, p-value = 0.2584
## alternative hypothesis：true location is not equal to 0.5
```

第二节　Mann–Whitney *U* 检验

当两独立样本分布无法满足正态性要求且经过变量转换后仍无法满足正态性要求时使用 Mann-Whitney *U* 检验。Mann-Whitney *U* 检验是一种非参数样本检验,它将两独立样本的中位数进行比较。

```
wilcox.test(LBXBPB ~ RIAGENDR)
## data：LBXBPB by RIAGENDR
## W = 715.5, p-value = 0.3102
## alternative hypothesis：true location shift is not equal to 0
library(rstatix)
library(ggpubr)
## 载入需要的程辑包:ggplot2
stat.test <- DPBsub %>%
  wilcox_test(LBXBPB ~ RIAGENDR)
ggboxplot(DPBsub,
  x = "RIAGENDR",
  y = "LBXBPB",
  fill = "RIAGENDR",
  palette = "npg",
  ylim = c(0, 2.2)) +
  stat_pvalue_manual(stat.test, label = " wilcox-test, p = {p}",
y.position = 1.6) +
  theme(legend.position = "bottom") +
  labs(fill = " 性别 ") +
```

```
xlab(" 性别 ") +
ylab(" 血铅(ug/dL)")
```

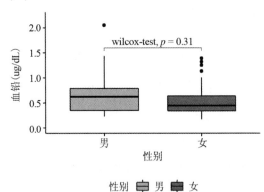

图 6–2　Mann–Whitney U 检验

第三节　配对样本 Wilcoxon 检验

如果两组配对样本数据的差值不符合正态性分布，且经过变量转换后仍无法满足正态性要求时，使用配对样本 Wilcoxon 检验，它将非正态样本差值的中位数与 0 进行比较。Wilcoxon 检验是一种非参数样本检验。

①样本差值的中位数(m)是否等于 0；

②样本差值的中位数(m)是否小于 0；

③样本差值的中位数(m)是否大于 0。

上述问题可以定义相应的假设如下：

①H_0:m=0

　H_1:m≠0

②H_0:m≤0

　H_1:m> 0

③H_0:m≥0

　H_1:m<0

假设①为双向检验；假设②和假设③为单向检验

```
wilcox.test(x, y, paired=TRUE, alternative = "two.sided")
```

x,y:数值向量。paired:一个逻辑值,paired=TRUE,配对 Wilcoxon 检验。alternative = "two.sided" 为默认,假设②用选项 alternative = " greater ",假设③用选项 alternative = " less "。

1. Wilcoxon 检验步骤

(1)Shapiro-Wilk 正态性检验差值是否符合正态分布

若 p 值大于显著性水平 0.05,表明差值的分布与正态分布没有显著差异,使用配对样本 t 检验;若 p 值小于显著性水平 0.05, 说明差值不符合正态分布, 使用配对样本 Wilcoxon 检验。

使用 sleep 数据集(R 内置数据集)

```
diff <- with(sleep, extra[group == "1"] - extra[group == "2"])
shapiro.test(diff)
## Shapiro-Wilk normality test
## data： diff
## W = 0.82987, p-value = 0.03334
```

p 值小于显著性水平 0.05,差值不符合正态分布,使用配对样本 Wilcoxon 检验。

```
wilcox.test (extra ~ group, data = sleep, paired = TRUE)
## Wilcoxon signed rank test with continuity correction
## data： extra by group
## V = 0, p-value = 0.009091
## alternative hypothesis： true location shift is not equal to 0
```

以 0.05 为显著性水平,p-value= 0.009091<0.05,拒绝原假设,两个样本组均值有显著性差异的。

2. 配对 wilcox-test 可视化

```
stat.test <- sleep %>%
  wilcox_test(extra ~ group, paired = TRUE)
stat.test
## # A tibble： 1 x 7
##   .y.   group1 group2   n1    n2 statistic       p
## * <chr> <chr>  <chr>  <int> <int>    <dbl>   <dbl>
## 1 extra 1      2        10    10       0 0.00909
# Box plot
library(rstatix)
library(ggpubr)
stat.test <- sleep %>%
  wilcox_test(extra ~ group, paired = TRUE)
stat.test
## # A tibble： 1 x 7
##   .y.   group1 group2   n1    n2 statistic       p
## * <chr> <chr>  <chr>  <int> <int>    <dbl>   <dbl>
## 1 extra 1      2        10    10       0 0.00909
ggpaired(sleep,
```

```
x = "group",
y = "extra",
fill = "group",
palette = "npg",
line.color = "gray",
line.size = 0.4,
ylim = c(-2, 8)) +
stat_pvalue_manual(stat.test, label = "p", y.position = 7) +
theme(legend.position = "bottom") +
labs(fill = " 组别 ") +
xlab(" 组别 ") +
ylab(" 时间(h)")
```

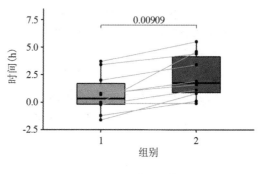

图 6-3　配对 wilcox 检验

第四节　多组样本中位数假设检验

```
kruskal_test(DPBsub, LBXBPB ~ RIDRETH1)
## # A tibble: 1 x 6
##   .y.       n statistic    df     p method
## * <chr> <int>     <dbl> <int> <dbl> <chr>
## 1 LBXBPB   71     0.335     2 0.846 Kruskal-Wallis
df <- DPBsub
stat.test <- dunn_test(df, LBXBPB ~ RIDRETH1)
ggboxplot(df,
  x = "RIDRETH1",
  y = "LBXBPB",
```

```
fill = "RIDRETH1",
palette = "npg") +
stat_pvalue_manual(stat.test,
  label = "dunn_test  p.adj = {round(p.adj,4)}",
    y.position = c(2, 2.6, 2.9),
    lab.size = 0.32) +
theme(legend.position = "bottom") +
labs(fill = " 种族 ") +
xlab(" 种族 ") +
ylab(" 血铅(ug/dL)")
```

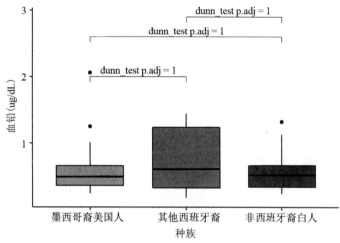

图6-4　多组样本中位数假设检验(*p* 值)

```
kruskal_test(DPBsub, LBXBPB ~ RIDRETH1)
## # A tibble: 1 x 6
##   .y.        n statistic    df     p method
## * <chr>  <int>     <dbl> <int> <dbl> <chr>
## 1 LBXBPB    71     0.335     2 0.846 Kruskal-Wallis
df <- DPBsub
stat.test <- dunn_test(df, LBXBPB ~ RIDRETH1)
ggboxplot(df, x = "RIDRETH1", y = "LBXBPB",
  fill = "RIDRETH1",
  palette = "npg") +
  stat_pvalue_manual(stat.test,
    label = "dunn_test  {p.adj.signif}",
    y.position = c(2, 2.6, 2.9),
    lab.size = 0.32) +
theme(legend.position = "bottom") +
```

```
labs(fill = "种族") +
xlab("种族") +
ylab("血铅(ug/dL)")
```

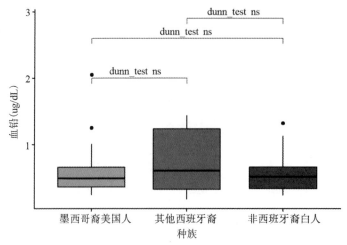

图 6-5　多组样本中位数假设检验（显著性标识）

```
library(tidyverse)
## -- Attaching packages ----------------------- tidyverse 1.3.1 --
## v tibble  3.1.6    v dplyr   1.0.8
## v tidyr   1.2.0    v stringr 1.4.0
## v readr   2.1.2    v forcats 0.5.1
## v purrr   0.3.4
## -- Conflicts ------------------------- tidyverse_conflicts() --
## x dplyr::filter() masks rstatix::filter(), stats::filter()
## x dplyr::lag()    masks stats::lag()
library(ggpubr)
library(rstatix)
res.kruskal <- DPBsub %>% kruskal_test(LBXBPB ~ RIDRETH1)
res.kruskal
## # A tibble: 1 x 6
##   .y.         n statistic    df      p method
## * <chr>   <int>     <dbl> <int>  <dbl> <chr>
## 1 LBXBPB     71     0.335     2  0.846 Kruskal-Wallis
res1 <- DPBsub %>%
  dunn_test(LBXBPB ~ RIDRETH1, p.adjust.method = "bonferroni")
res1 <- res1 %>% add_xy_position(x = "RIDRETH1")
ggboxplot(DPBsub, x = "RIDRETH1", y = "LBXBPB",
  fill = "RIDRETH1",
```

```
palette = "npg") +
stat_pvalue_manual(res1, step.increase = 0.05) +
labs(subtitle = get_test_label(res.kruskal, detailed = TRUE),
     caption = get_pwc_label(res1)) +
theme(legend.position = "bottom") +
labs(fill = " 种族 ") +
xlab(" 种族 ") +
ylab(" 血铅(ug/dL)")
```

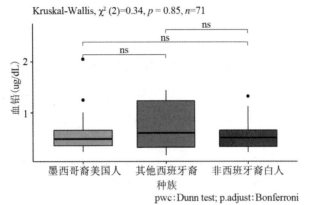

图 6-6　多组样本中位数假设检验(卡方统计量+显著性标识)

第七章 计数资料的统计分析

第一节 率的 u 检验

一、样本率与总体率比较的 u 检验（u 检验也叫 z 检验）

一组样本中,某件事情发生的频率或概率称为样本率。样本率与总体率比较的目的,是推断该样本所代表的未知总体率 π 与已知总体率 π_0 是否有统计学意义上的差别。

u 检验的适用条件:

①如果样本率 p 介于 0.1~0.9 之间,每组样本容量 $n>60$;

②样本率在 0.1~0.9 之外,$n*p$ 和 $n*(1-p)$ 的值同时大于等于 5。

此时,样本率的分布近似正态分布,样本率与总体率差别的假设检验可利用正态分布的原理做 u 检验。

1. 单总体比例的假设检验摘要

表 7-1　单总体比例的假设检验摘要表

检验形式	双尾检验	单尾检验	
		下(左)尾检验	上(右)尾检验
原假设与 备择假设	$H_0:\pi=\pi_0$ $H_1:\pi\neq\pi_0$	$H_0:\pi\geqslant\pi_0$ $H_1:\pi<\pi_0$	$H_0:\pi\leqslant\pi_0$ $H_1:\pi>\pi_0$
检验 统计量		$z=\dfrac{\bar{p}-p_0}{\sqrt{\dfrac{p_0(1-p_0)}{n}}}$	
临界值法	$z\geqslant z_{\alpha/2}$ 或 $z\leqslant-z_{\alpha/2}$ 拒绝 H_0	$z\leqslant-z_\alpha$ 拒绝 H_0	$z\geqslant z_\alpha$ 拒绝 H_0
p 值法	$p\leqslant\alpha$ 拒绝 H_0	$p\leqslant\alpha$ 拒绝 H_0	$p\leqslant\alpha$ 拒绝 H_0

2. 创建函数进行单个样本率的 u 检验,$p\leqslant0.05$ 时差异有统计学意义

```
# 双尾检验
ztest.sinprop <- function(x, n, p0){numerator = (x / n) - p0
  denominattor = sqrt(p0 * (1 - p0) / n)
  z = numerator / denominattor
  pval = 2 * pnorm(-abs(z))
```

```
  rval <- list(z = z, p.value = pval)
  return(rval)}
```
左尾检验
```
ztest.sinprop <- function(x, n, p0){numerator = (x / n) - p0
  denominattor = sqrt(p0 * (1 - p0) / n)
  z = numerator / denominattor
  pval = pnorm(z)
  rval <- list(z = z, p.value = pval)
  return(rval)}
```
右尾检验
```
ztest.sinprop <- function(x, n, p0){
  numerator = (x / n) - p0
  denominattor = sqrt(p0 * (1 - p0) / n)
  z = numerator / denominattor
  pval = 1 - pnorm(z)
  rval <- list(z = z, p.value = pval)
  return(rval)}
```

不能满足 u 检验适用条件时,使用 binom.test,又称符号检验或者二项分布检验。

binom.test 不能进行向量计算,所以不能用于两个及以上独立样本。

binom.test(x, n, p = 0.5, alternative = c("two.sided","less","greater"), conf.level= 0.95)

其中,x 为具有特征样本数,n 为样本总数,p 为检验的比率。

二、两个样本率比较的 u 检验

1. 两总体比率的假设检验摘要

表 7-2 两总体比率的假设检验摘要表

检验形式	双尾检验	单尾检验	
		下(左)尾检验	上(右)尾检验
原假设与 备择假设	$H_0:\pi_1=\pi_2$ $H_1:\pi_1\neq\pi_2$	$H_0:\pi_1\geq\pi_2$ $H_1:\pi_1<\pi_2$	$H_0:\pi_1\leq\pi_2$ $H_1:\pi_1>\pi_2$
检验 统计量		$z=\dfrac{p_1-p_2}{\sqrt{\dfrac{p_c(1-p_c)}{n_1}+\dfrac{p_c(1-p_c)}{n_2}}}$	
临界值法	$z\geq z_{\alpha/2}$ 或 $z\leq-z_{\alpha/2}$ 拒绝 H_0	$z\leq-z_\alpha$ 拒绝 H_0	$z\geq z_\alpha$ 拒绝 H_0
p 值法	$p\leq\alpha$ 拒绝 H_0	$p\leq\alpha$ 拒绝 H_0	$p\leq\alpha$ 拒绝 H_0

$$p_1 = \frac{X_1}{n_1}$$

$$p_2 = \frac{X_2}{n_2}$$

$$p_c = \frac{X_1 + X_2}{n_1 + n_2}$$

当两样本含量 n_1 及 n_2 足够大，且 $n_1 p_1$ 和 $n_1(1-p_1)$ 及 $n_2 p_2$ 和 $n_2(1-p_2)$ 均大于 5 时，可根据正态分布原理，进行 u 检验。

两样本率的假设检验(u 检验)，$p \leqslant 0.05$ 时差异有统计学意义。

双尾检验

```
ztest.douprop <- function(x1, x2, n1, n2){
  numerator = (x1 / n1) - (x2 / n2)
  p = (x1 + x2) / (n1 + n2)
  denominattor = sqrt(p * (1 - p) * (1 / n1 + 1 / n2))
  z = numerator / denominattor
  pval = 2 * pnorm(-abs(z))
  rval <- list(z = z, p.value = pval)
  return(rval)}
```

左尾检验

```
ztest.douprop <- function(x1, x2, n1, n2){
  numerator = (x1 / n1) - (x2 / n2)
  p = (x1 + x2) / (n1 + n2)
  denominattor = sqrt(p * (1 - p) * (1 / n1 + 1 / n2))
  z = numerator / denominattor
  pval = pnorm(z)
  rval <- list(z = z, p.value = pval)
  return(rval)}
```

右尾检验

```
ztest.douprop <- function(x1, x2, n1, n2){
  numerator = (x1 / n1) - (x2 / n2)
  p = (x1 + x2) / (n1 + n2)
  denominattor = sqrt(p * (1 - p) * (1 / n1 + 1 / n2))
  z = numerator / denominattor
  pval = 1 - pnorm(z)
  rval <- list(z = z, p.value = pval)
  return(rval)}
```

第二节 χ^2 检验概述

一、χ^2 分布

χ^2 分布是重要的抽样分布之一。由阿贝(Abbe)于 1863 年首先提出,后来由海尔墨特(Hermert)和现代统计学奠基人之一的卡尔·皮尔逊(C K.Pearson)分别于 1875 年和 1900 年推导出来。

$X_1, X_2, ... X_n$ 相互独立,都服从标准正态分布 N(0,1),则随机变量 $\chi^2 = X_1^2 + X_2^2 + ... + X_n^2$ 所服从的分布为 χ^2 分布(自由度为 n)。

χ^2 分布是一种连续型随机变量的概率分布,自由度 ν 是其唯一参数。

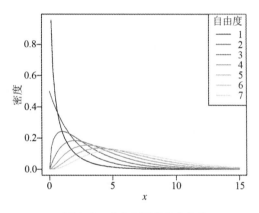

图 7-1 χ^2 分布概率密度曲线

χ^2 分布的概率密度曲线(图 7-1)是一簇连续的光滑曲线,自由度决定 χ^2 分布概率密度曲线的形状,自由度不同,曲线形状不同。自由度越小,分布越偏斜。随着自由度的增大,曲线逐渐趋于对称,当自由度趋于无穷大时,χ^2 分布逼近正态分布。

二、χ^2 检验

χ^2 检验也称为 Pearsonχ^2 检验。是一种以卡方分布为基础的计数资料假设检验方法,由英国著名统计学家卡尔·皮尔逊于 1900 年提出,属于非参数检验的范畴。χ^2 检验主要用于频数分布拟合优度的检验、比较两个及两个以上样本率(构成比)和两个分类变量的关联性分析。其根本思想是比较理论频数和实际频数的吻合程度

基于假设 H_0 成立的前提计算卡方值,它表示实际频数与期望频数之间的偏离程度。

$p < 0.05$,说明实际频数与期望频数偏离太大,应当拒绝原假设;$p > 0.05$,没有充分理由拒绝原假设。

1.χ^2 检验的种类

(1)频数分布拟合优度的 χ^2 检验

检验一组给定数据与指定分布的吻合程度。

(2)两个变量的独立性 χ^2 检验

同一样本的两个不同变量之间是否存在某种关系。

(3)两样本或多样本率或构成比的 χ^2 检验

(4)配对样本 χ^2 检验

2. χ^2 检验的显著性水平

显著性水平是指当原假设为正确时人们却把它拒绝了的概率或风险,通常取 $\alpha=0.05$ 或 $\alpha=0.01$。这表明,当作出接受原假设的决定时,其正确的可能性(概率)为 95%或 99%。

3. χ^2 检验的决策原则

卡方分布检验是单尾检验且是右尾,右尾被作为拒绝域。通过查看 χ^2 检验统计量是否位于右尾的拒绝域以内来判定结果。

如果统计量位于拒绝域内,拒绝原假设 H_0;如果统计量不在拒绝域内,不能拒绝原假设。

4. χ^2 检验自由度的计算

对于列联表数据:自由度 =(行数 -1)*(列数 -1)

5. R 查看 χ^2 临界值

```
qchisq(α , df,lower.tail = F)
```
df:自由度

6. R 查看 χ^2 统计量对应的概率

```
pchisq(统计量, df,lower.tail = F)
```
df:自由度

7. χ^2 检验拒绝域可视化

```
library(vistributions)
vdist_chisquare_perc(α , df, 'upper')
vdist_chisquare_prob(临界值, df, 'upper')
library(vistributions)
vdist_chisquare_perc(0.05,5,'upper')
```

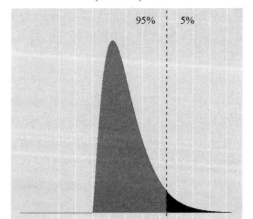

图 7-2　$\alpha=0.05$，$df=5$ 时卡方检验的临界值与拒绝域

第三节 频数分布拟合优度的 χ^2 检验

频数分布拟合优度的 χ^2 检验,其原理是通过观察频数与期望频数计算 χ^2 值,然后通过 p 值判定被抽样的总体是否服从某个概率分布。

【例题】

```
x <- c(66.3,67.0,57.6,62.2,53.7,70.5,61.7,52.2,77.0,71.7,67.2,84.3,
       85.6,59.9,58.7,71.6,63.5,80.3,79.5,75.9,64.5,80.4,64.6,78.9,
       74.2,63.5,68.0,75.9,74.8,78.5,94.6,62.8,67.9,68.3,67.5,70.2,
       70.2,66.9,69.5,59.8)
```

先根据样本统计量构建正态分布等概率区间,每个区间的期望频数不能小于 5,使用同样的分位数将样本数据划分为和等概率区间数相等的类别,将每个类别的实际频数和期望频数进行比较。通过正态分布拟合优度的 χ^2 检验,判定向量 x 的总体是否服从正态分布。

1. 建立原假设和备择

H_0:数据总体服从均值为 69.68 和标准差为 8.95 的正态分布;

H_1:数据总体不服从均值为 69.68 和标准差为 8.95 的正态分布。

2. 统计量计算

$$\chi^2 = \sum \frac{(O-E)^2}{E}$$

其中,O 代表观察频数,E 代表期望频数

(1)计算样本统计量

```
length(x)
## [1] 40
mean(x)
## [1] 69.685
sd(x)
## [1] 8.949332
```

向量 x 共有 40 个元素,均值为 69.68,标准差为 8.95。

(2)期望频数

将均值为 69.68、标准差为 8.95、样本容量为 40 的正态分布划分为 4 个等概率区间,每个区间的期望频数为 10。

(3)向量 x 的观察频数

```
pro <- c(0.25, 0.50, 0.75) # 4 个正态分布等概率区间的累计概率
qnorm(pro)# 标准正态分布划分为 4 个等概率区间的分位数
## [1] -0.6744898  0.0000000  0.6744898
# 均值为 69.68、标准差为 8.95、样本容量为 40 的正态分布划分为 4 个等概率区间
A = table(cut(x,
```

```
breaks = c(min(x), mean(x) + qnorm(pro) * sd(x), max(x)),
include.lowest = TRUE))
A
##
## [52.2,63.6] (63.6,69.7] (69.7,75.7] (75.7,94.6]
##          11          11          7          11
```

$$\chi^2 = \frac{(11-10)^2}{10} + \frac{(11-10)^2}{10} + \frac{(7-10)^2}{10} + \frac{(11-10)^2}{10}$$
$$=1.2$$

3. 显著性水平

显著性水平是指当原假设为正确时却把它拒绝了的概率或风险，通常取 $\alpha=0.05$ 或 $\alpha=0.01$。这表明，当作出接受原假设的决定时，其正确的可能性(概率)为 95%或 99%。

4. 检验标准

卡方分布检验是单尾检验且是右尾,右尾被作为拒绝域。于是通过查看检验统计量是否位于右尾的拒绝域以内,来判定期望分布得出结果的可能性。χ^2 分布右侧尾部面积(概率)为 α 时的临界值。

```
qchisq(0.05, 3, lower.tail = F)
# 自由度为 k-1,k=4(类别数)
## [1] 7.814728
```

5. 决策原则

如果统计量位于拒绝域内,拒绝原假设 H_0。

如果统计量不在拒绝域内,不能拒绝原假设 H_0。

6. 结论

```
library(vistributions)
vdist_chisquare_perc(0.05, 3, 'upper')
```

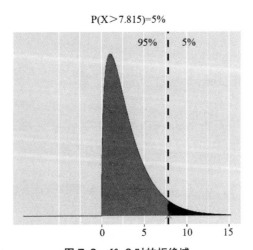

图7-3 df=3时的拒绝域

R 代码

```
p <- c(rep(0.25, 4))
chisq.test(A, p = p)
##
##  Chi-squared test for given probabilities
##
## data： A
## X-squared = 1.2, df = 3, p-value = 0.753
```

$p>0.05$，不能拒绝原假设，总体服从正态分布。

第四节 本章共用数据


```
library(NHANES)
NHANES$AgeDec = ifelse(NHANES$Age <= 20, "0-20",
  ifelse(NHANES$Age > 20 & NHANES$Age <= 40, "21-40",
  ifelse(NHANES$Age > 40 & NHANES$Age <= 60, "41-60",
  ifelse(NHANES$Age > 60, "60_plus ", NA))))
NHANES$AgeDec <- as.factor(NHANES$AgeDec)
NHANES$Hypertension <- ifelse(
  NHANES$BPSysAve >= 130 | NHANES$BPDiaAve >= 80, "Yes", "No")
NHANES$Hypertension <- factor(NHANES$Hypertension,
                              levels = c("Yes", "No"))
NHANES$Diabetes <- factor(NHANES$Diabetes,
                          levels = c("Yes", "No"))
attach(NHANES)
```

数据集 NHANES 属于 NHANES 包，是美国国家卫生统计中心 (NCHS) 收集的健康和营养调查数据。

```
Gender(性别):male or female
Race1(种族):Mexican, Hispanic, White, Black, or Other.
Education(教育): 8thGrade, 9-11thGrade, HighSchool, SomeCollege, or CollegeGrad.
BMI_WHO(体重指数类别):12.0_18.4, 18.5_24.9, 25.0_29.9, or 30.0_plus.
Diabetes(糖尿病):Yes or No.
```
新创建变量

美国的高血压标准是高压≥130mmHg 和低压≥80mmHg。数据集 NHANES 中的变量 BPSysAv 为合并收缩压读数；变量 BPDiaAv 为合并舒张压读数。定义 BPSysAve≥130 或 BPDiaAve≥80 为高血压，否则为正常血压。

Hypertension(高血压):Yes or No.

AgeDec(年龄组):0_20, 21_40, 41_60, or 60_plus

第五节　创建频数矩阵

R 语言 χ^2 检验要求的数据格式为频数矩阵。

一、使用数据集 NHANES 中的变量创建频数矩阵

1. 用 table()函数生成四格表,分组变量在前,结果变量在后

```
datatab <- table(Gender, Hypertension)
datatab
##          Hypertension
## Gender    Yes   No
##    female 1095 3204
##    male   1414 2838
```

2. 用 xtabs()函数生成四格表,分组变量在前,结果变量在后

```
dataxtab <- xtabs(~ Gender + Hypertension, data = NHANES)
dataxtab
##          Hypertension
## Gender    Yes   No
##    female 1095 3204
##    male   1414 2838
```

二、使用频数创建频数矩阵

1. 用 matrix()函数生成四格表

```
datamat <- matrix(c(1095, 1414, 3204, 2838),
  nrow = 2,
  dimnames = list(Gender = c("female", "male"),
                  Hypertension = c("Yes ", "No")))
datamat
##          Hypertension
## Gender    Yes   No
##    female 1095 3204
##    male   1414 2838
```

2. 使用 as.table ()函数生成四格表

```
dataas <- as.table(rbind(c(1095, 3204), c(1414, 2838)))
```

```
dimnames(dataas) <- list(gender = c("female ", " male "),
                         Hypertension = c("Yes ", " No "))
dataas
##            Hypertension
## gender     Yes   No
##   female   1095 3204
##     male   1414 2838
```

第六节 独立样本四格表

一、独立样本四格表数据格式

表7-3 独立样本四格表

组别	结果		合计
	阳性	阴性	
甲	a	b	a+b
乙	c	d	c+d
合计	a+c	b+d	n

二、两组样本率(构成比)的检验

(一)Pearsonχ^2检验

Pearsonχ^2检验是一种计数资料的非参数假设检验方法,由英国统计学家卡尔·皮尔逊(Karl Pearson)于1900年提出。主要用于比较两个及两个以上样本率(构成比),两个分类变量的关联性以及频数分布拟合优度的检验。

检验步骤如下。

1. 建立假设

H_0:两组样本率相同;H_1:两组样本率不同。

2. 确定检验水准

一般确定检验水准为α=0.05。

3. 计算统计量

$$\chi^2 = \sum \frac{(O-E)^2}{E}$$

实际(观测)频数:Actual /Observed frequency,简称 A 或 O;

理论(期望)频数:Theoretical /Expected frequency,简称 T 或 E。

4. 统计推断

如果 χ^2 值大于事先确定的水准 α 对应的 χ^2 临界值,则拒绝 H_0,两组样本率的差异有统计学意义;否则,不能拒绝 H_0,两组样本率的差异无统计学意义。

5. 四个表资料的自由度

$$v=(2-1)(2-1)=1$$

6. Pearsonχ^2 检验的适用条件

总例数 $n \geqslant 40$,并且每个单元格期望频数 $E \geqslant 5$。当 Pearsonχ^2 检验的 $p \approx \alpha$ 时,改用 Fisher 精确检验。

(二) χ^2 统计量的连续性校正

英国统计学家耶茨(Yates F)认为,χ^2 分布是一种连续型分布,而四格表中的资料属离散型分布,由此得到的 χ^2 统计量的抽样分布也是离散的。为改善 χ^2 统计量分布的连续性,他建议将实际观察频数 O 和理论期望频数 E 之差的绝对值减去 0.5 进行连续性校正,这种方法被称为连续性校正卡方检验。计算公式为

$$\chi^2 = \sum \frac{(|O-E|-0.5)^2}{E}$$

四格表资料是否需要进行连续性校正,一般可按如下情况处理:

总例数 $n \geqslant 40$,若有一个单元格的期望频数 $1 \leqslant E < 5$,采用连续性校正检验或 Fisher 精确检验。

(三)Fisher 确切概率检验

Fisher 确切概率法(Fisher's exact probability)是一种直接计算概率的假设检验方法,其理论依据为超几何分布。该法不属于卡方检验的范畴,但常作为成组设计行乘列表检验的补充。

下列情况采用 Fisher 确切概率检验。

(1)$n \geqslant 40$ 的独立样本四格表,任何一个单元格期望频数 $E < 1$

(2)总例数 $n < 40$

(3)卡方检验所得 p 值接近检验水准 α

【R 语言统计分析实例】

美国国家健康和营养调查数据集 NHANES {NHANES} 中,男性和女性高血压发病率是否有统计学意义上的差异。

用 table()函数生成四格表,分组变量在前,结果变量在后

```
datatab <- table(Gender, Hypertension)
datatab
##         Hypertension
## Gender    Yes    No
##    female 1095 3204
##    male   1414 2838
chisq.test(datatab)$expected# 计算期望频数
##         Hypertension
```

```
## Gender        Yes        No
##   female 1261.395 3037.605
##   male   1247.605 3004.395
chisq.test(datatab, correct = FALSE)
##
##  Pearson's Chi-squared test
##
## data：datatab
## X-squared = 62.473, df = 1, p-value = 2.702e-15
```

p-value $= 2.702e\text{-}15$,拒绝原假设,男性和女性的高血压患病率在统计学上有显著性差异。

连续校正卡方检验(连续校正仅用于四格表):

```
chisq.test(x)
```

其中,x 为一个频数矩阵,函数 chisq.test( ) 的缺省设置是 correct = TRUE。

fisher 精确检验:

```
fisher.test(x)
```

其中,x 为一个频数矩阵。

三、关联性分析

独立样本四格表经卡方检验拒绝独立的原假设后, 可采用 phi coefficient 系数、Cramer V 系数和列联系数 contingency coefficient 来度量两个定性变量之间的相关程度大小。

上述三个系数的取值范围为 0~1,0 表示完全独立, 1 表示完全相关;愈接近于 1,关系愈密切。

vcd 包中的 assocstats( )函数可以用来计算二维列联表的 phi 系数、列联系数和 Cramer's V 系数。

①phi 系数, phi coefficient 只适用于独立样本四格表;

②C 系数,C 系数称为列联相关系数,主要用于列联表;

③Cramer's V 系数。

如果卡方检验证明两个变量无关,就没有必要计算列联系数了。

【R 语言统计分析实例】

美国国家健康和营养调查数据集 NHANES {NHANES} 中,糖尿病和高血压的关联性分析。

```
tab <- table(Diabetes, Hypertension)
tab
##           Hypertension
## Diabetes  Yes    No
##       Yes 365   379
```

```
##        No  2144 5658
chisq.test(tab, correct = FALSE)
##
##   Pearson's Chi-squared test
##
## data： tab
## X-squared = 152.5, df = 1, p-value < 2.2e-16
```

p-value < 2.2e-16,拒绝糖尿病和高血压独立的原假设。

```
library(vcd)
## 载入需要的程辑包:grid
assocstats(tab) #计算列联系数
##                      X^2 df P(> X^2)
## Likelihood Ratio 140.43   1        0
## Pearson          152.50   1        0
##
## Phi-Coefficient    : 0.134
## Contingency Coeff.: 0.132
## Cramer's V         : 0.134
```

　　函数 prop.test()可用于检验一个样本、两个及以上独立样本的比例(率)是否相同,或者等于给定值。

```
prop.test(x,n,p=NULL,alternative=c("two.sided", "less", "greater"),
          conf.level = 0.95, correct = TRUE)
```

　　其中,x 为具有特征的样本数,n 为样本总数,p 为假设检验的原假设比率值,$p=$ NULL,默认各组间比例均匀分布,组数为 2 时,$p=0.5$。alternative 为检验方式,默认为 "two.sided",conf.level 为置信水平, 默认为 0.95;correct 为是否使用 Yates 连续修正,默认为 TRUE。

　　如果预期事件发生次数($n*p_0$)或不发生次数($n*q$)小于 5,则这个选项会发挥作用,进行校正。如果不希望进行校正,使用 correct= FALSE 。

　　【R 语言统计分析实例】

　　215 名病人中 39 名被观测到患有哮喘,对"随机病人"患有哮喘的概率是 0.15 这个假设做检验。(Altman,1991),用函数 prop.test()检验。

```
prop.test(39, 215, 0.15)
##  1-sample proportions test with continuity correction
## data： 39 out of 215, null probability 0.15
## X-squared = 1.425, df = 1, p-value = 0.2326
## alternative hypothesis： true p is not equal to 0.15
## 95 percent confidence interval：
##  0.1335937 0.2408799
```

```
## sample estimates：
##            p
## 0.1813953
```

函数 prop.test（）返回皮尔逊卡方检验统计量的值,*p* 值,95%的置信区间和样本估计。

结果显示,*p*>0.05, 不能拒绝原假设, 而且在 95% 置信区间里可以看出范围包含了 0.15。

prop.test()也用于比较两个或多个率。这种情况下它的参数就是两个向量,前一个向量里存放各组阳性观测数,后一个向量里是每组总数。

【R 语言统计分析实例】

两位医生手术成功率比较。

```
success <- c(9, 4)
total <- c(12, 13)
prop.test(success, total)
2-sample test for equality of proportions with continuity correction
## data： success out of total
## X-squared = 3.2793, df = 1, p-value = 0.07016
## alternative hypothesis: two.sided
## 95 percent confidence interval：
##  0.01151032 0.87310506
## sample estimates：
##    prop 1    prop 2
## 0.7500000 0.3076923
a <- matrix(c(9, 4, 3, 9), nrow = 2)
chisq.test(a)
##  Pearson's Chi-squared test with Yates' continuity correction
## data： a
## X-squared = 3.2793, df = 1, p-value = 0.07016
```

对于一个 2*2 表格来说,chisq.test()函数与 prop.test()函数的结果完全一致。

第七节　配对样本四格表

配对设计的特点是对同一样本的每一份样品分别用 A、B 两种方法处理或一种方法处理前与处理后的结果比较。

配对四格表,有两种检验方法,即 Mcnemar 检验和 Kappa 检验。Mcnemar 检验关注的是差异性,Kappa 检验关注的是一致性。

（一）Mcnemar 检验

例如:某实验室分别用乳胶凝集法和免疫荧光法对 58 名患者血清中的抗核抗体进行测定,结果见表 7-4。问两种方法的检测结果有无差异?

表7-4　两种方法检测结果

免疫荧光法	乳胶凝集法		合计
	+	-	
+	11(a)	12(b)	23
-	2(c)	33(d)	35
合计	13	45	58

H_0:两种方法检测结果没有差异;

H_1:两种方法检测结果有差异。

α=0.05。

mcnemar.test (x, y = NULL, correct = TRUE) # 其中 x 是具有二维列联表形式的矩阵或是由因子构成的对象。y 是由因子构成的对象，当 x 是矩阵时，此值无效。correct 是逻辑变量,TRUE(缺省值)表示在计算检验统计量时用连续校正,FALSE 是不用校正。

当 $b+c<40$ 时,使用连续性校正,correct=TRUE(缺省值)。

当 $b+c \geq 40$ 时,不使用连续性校正,correct=FALSE。

首先将配对四格表数据转换为 R 格式数据,然后进行 Mcnemar 检验。

```
mydata <- matrix(c(11, 2, 12, 33), nrow = 2, dimnames = list(
        "Method1" = c("+", "-"), "Method2" = c("+", "-")))
mydata
##          Method2
## Method1  +    -
##       +  11  12
##       -   2  33
mcnemar.test(mydata)# b+c < 40,使用连续校正。
##  McNemar's Chi-squared test with continuity correction
## data： mydata
## McNemar's chi-squared = 5.7857, df = 1, p-value = 0.01616
```

两种方法检测结果有统计学差异(χ^2=5.79,$p<0.05$)。

（二）Kappa 检验

Kappa 检验由科恩(Cohen)于 1960 年提出,因此又称为 Cohen's Kappa。Kappa 一致性检验样本为两变量多分类。Kappa 值即内部一致性系数(inter-rater, coefficient of internal consistency),是作为评价判断的一致性程度的重要指标。取值在 -1~+1 之间,通常大于 0。-1 代表完全不一致;+1 代表完全一致;正值越接近 1 代表一致性越好。Kappa≥0.75 两者一致性较好;0.75>Kappa≥0.4 两者一致性一般;Kappa<0.4 两者一致性较差。

```
library(vcd)
c_table = matrix(c(11, 2, 12, 33), nrow = 2)
c_table
##      [,1] [,2]
## [1,]  11   12
## [2,]   2   33
K <- Kappa(c_table)
##            value    ASE     z Pr(>|z|)
## Unweighted 0.455 0.1153 3.945 7.97e-05
## Weighted   0.455 0.1153 3.945 7.97e-05
```

图 7-4 为一致性图,通过将黑色正方形的面积与矩形的面积进行比较,可以看出一致性大小。

```
library(vcd)
agreementplot(t(mydata))
```

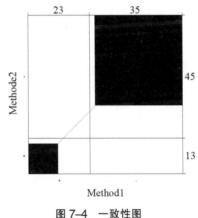

图 7-4 一致性图

第八节 双向无序列联表资料统计分析

1. 列联表的一般形式

列联表(表 7-5)又称 RxC 表,R 表示行(Row),C 表示列(Column)。最常见的列联表就是二维表。维指的是变量个数,两个变量就是二维。

表 7-5 列联表

	B_1	B_2	⋯	B_c	行和
A_1	n_{11}	n_{12}	⋯	n_{1c}	n_1
A_2	n_{21}	n_{22}	⋯	n_{2c}	n_2
⋯	⋯	⋯	⋯	⋯	⋯
A_r	n_{r1}	n_{r2}	⋯	n_{rc}	n_r
列和	n_1	n_2	⋯	n_c	n(总和)

其中分类变量 A 有 r 个水平,分类变量 B 有 c 个水平,表中共有 $r{\times}c$ 个组合,n_{ij} 代表两个变量各分类某一组合的频数。

2. 双向无序列联表的独立性分析

双向无序列联表,最常用的分析方法是 Pearson χ^2 检验。

H_0:变量 A 与变量 B 相互独立;

H_1:变量 A 与变量 B 不相互独立。

双向无序列联表的卡方检验,要求 $n{\geqslant}40$,80% 以上单元格的期望频数大于 5,并且不能有期望频数小于 1 的单元格。

如果不能满足上述条件,则采用 Fisher 确切概率检验。

【R 语言统计分析实例】

数据集 NHANES 中变量 Race1(种族)与变量 Education(教育程度)的独立性分析

```
dataRE <- table(Race1, Education)
dataRE
##            Education
## Race1      8th Grade 9 - 11th Grade High School Some College College Grad
##    Black          22            156         219          292          130
##    Hispanic       72             67          86          112           76
##    Mexican       177            138         122          114           50
##    White         133            489        1033         1575         1613
##    Other          47             38          57          174          229
chisq.test(dataRE, correct = FALSE)
##
##  Pearson's Chi-squared test
##
## data： dataRE
## X-squared = 1136.6, df = 16, p-value < 2.2e-16
```

p-value $< 2.2e-16$,拒绝变量 Race1 与 Education 相互独立的原假设 H_0。

两个分类变量之间有关联性,需进一步分析关系的密切程度,计算 Pearson 列联系数。

列联系数 C (Contingency Coeff) 取值为 0~1,0 表示完全独立,1 表示完全相关;愈接近于 1,关系愈密切。

```
library(vcd)
## 载入需要的程辑包:grid
assocstats(dataRE)
##                          X^2 df P(> X^2)
## Likelihood Ratio  930.56 16          0
## Pearson          1136.64 16          0
##
## Phi-Coefficient    : NA
## Contingency Coeff.: 0.369
## Cramer's V         : 0.198
```

3. 双向无序列联表多个样本率的比较

【R 语言统计分析实例】

数据集 NHANES 中按变量 Race1(种族)划分得 5 组样本, Hypertension(高血压)的发病率是否有统计学意义上的差异。

```
dataRH <- table(Race1, Hypertension)
dataRH
##            Hypertension
## Race1        Yes    No
##    Black     340   651
##    Hispanic  133   366
##    Mexican   168   646
##    White    1715  3878
##    Other     153   501
chisq.test(dataRH, correct = FALSE)
##
##   Pearson's Chi-squared test
##
## data: dataRH
## X-squared = 59.139, df = 4, p-value = 4.399e-12
```

p-value = 4.399e-12,拒绝 H_0,多个样本率之间的差异有统计学意义,至少有两个样本率之间的差异有统计学意义。

事后两两比较由于检验次数的增多, 会增加一类错误的概率, 所以通常需要校正 p 值。需要说明的是,有的 p 值经校正之后等于 1。

p 值校正的方法,可以选择 fdr 法,也可以选择 bonferroni 法。

k 组样本两两比较时,比较次数为 $k(k-1)/2$,检验水准:

$$\alpha' = \frac{\alpha}{k(k-1)/2}$$

实验组与同意对照组比较,在 k 组样本中,指定对照组与其余各组比较时,比较次数为 $k-1$,检验水准:

$$\alpha' = \frac{\alpha}{k-1}$$

```
library(rcompanion)
pairwiseNominalIndependence(dataRH, fisher = FALSE, gtest = FALSE)
##              Comparison  p.Chisq p.adj.Chisq
## 1      Black : Hispanic 3.31e-03    6.62e-03
## 2       Black : Mexican 1.85e-10    1.85e-09
## 3         Black : White 2.47e-02    3.53e-02
## 4         Black : Other 2.96e-06    9.87e-06
## 5   Hispanic : Mexican 1.43e-02    2.38e-02
## 6     Hispanic : White 6.93e-02    8.66e-02
## 7     Hispanic : Other 2.30e-01    2.30e-01
## 8      Mexican : White 5.72e-09    2.86e-08
## 9      Mexican : Other 2.28e-01    2.30e-01
## 10        White : Other 1.47e-04    3.68e-04
# 默认 method = "fdr"
```

第九节　分层卡方检验

分层卡方检验,也称 Cochran-Mantel-Haenszel 检验(CMH 检验)。

mantelhaen.test(){stats}函数可用来进行 Cochran-Mantel-Haenszel 检验,其原假设是两个分类变量在第三个分类变量的每一层中都是独立的。

下列代码可以检验糖尿病和高血压之间在性别的每一水平下是否独立。此检验假设不存在三阶交互作用(糖尿病×高血压×性别)。

```
mydata <- xtabs( ~ Diabetes + Hypertension + Gender)
mantelhaen.test(mydata, correct = FALSE)
##  Mantel-Haenszel chi-squared test without continuity correction
##
## data： mydata
## Mantel-Haenszel X-squared = 148.88, df = 1, p-value < 2.2e-16
## alternative hypothesis：true common odds ratio is not equal to 1
## 95 percent confidence interval：
```

```
##  2.151710 2.917129
## sample estimates：
## common odds ratio
##             2.505357
```

p-value $<$ 2.2e-16,拒绝高血压、糖尿病在每一个层中都独立的原假设。

根据下表创建数据集进行分层卡方检验

```
## , , Gender = female
##
##         Hypertension
## Diabetes Yes    No
##      Yes 172   177
##       No  923  3025
##
## , , Gender = male
##
##         Hypertension
## Diabetes Yes    No
##      Yes 193   202
##       No 1221  2663
dataar <- array(c(172, 923, 177, 3025, 193, 1221, 202, 2633),
                c(2, 2, 2),
                dimnames = list("Diabetes" = c("Yes", "No"),
                                "Hypertension" = c("Yes", "No"),
                                "Gender" = c("female", "male")))

dataar
mantelhaen.test(dataar, correct = FALSE)
##
##  Mantel-Haenszel chi-squared test without continuity correction
##
## data： dataar
## Mantel-Haenszel X-squared = 148.88, df = 1, p-value < 2.2e-16
## alternative hypothesis: true common odds ratio is not equal to 1
## 95 percent confidence interval：
##  2.151710 2.917129
## sample estimates：
## common odds ratio
##             2.505357
```

第十节 单向有序列联表

一、分组变量无序，结果变量有序

（一）卡方检验或 Fisher 确切概率法

对于分组变量无序、结果变量有序的列联表资料，如果研究目的倾向于各组样本率或构成比的分析，使用卡方检验或 Fisher 确切概率法。

【R 实例】

```
library(NHANES)
attach(NHANES)
tabGB <- table(Gender, BMI_WHO)
chisq.test(tabGB, correct = FALSE)
##
##  Pearson's Chi-squared test
##
## data： tabGB
## X-squared = 71.601, df = 3, p-value = 1.938e-15
tabRB <- table(Race1, BMI_WHO)
chisq.test(tabRB, correct = FALSE)
##
##  Pearson's Chi-squared test
##
## data： tabRB
## X-squared = 181.15, df = 12, p-value < 2.2e-16
```

（二）秩和检验

如果研究目的倾向于探讨结果变量的平均水平而非构成比，使用秩和检验。不等距的等级资料慎用秩和检验。

秩和检验用于推断计量资料两个独立样本所来自的两个总体的位置参数是否有差别。

秩和检验用于推断等级资料两个独立样本所来自的两个总体的平均水平是否有差别。

秩和检验根据样本组数不同可分为两组独立样本：Wilcoxon 秩和检验和多样本（>2 组）Kruskal-Wallis 检验。

1. 两样本 Wilcoxon 秩和检验

Wilcoxon 检验是由化学家和统计学家威尔科克森（F·Wilcoxon）于 1945 年提出的。该检验分为两种，一种是针对两组独立样本的 Wilcoxon 检验，一种是针对配对样本的 Wilcoxon 检验。

Mann-Whitney-U检验又称"Mann-Whitney 秩和检验",是由曼(H.B.Mann)和惠特尼(D.R.Whitney)于1947年提出的,与两组独立样本的 Wilcoxon 检验等价。秩和检验对样本量没有特别要求。

两样本秩和检验 R 实例(结果变量有序,分组变量为 2 分类)

采用 Wilcoxon 检验,wilcox.test(x ~ y)# 结果变量在前,分组变量在后。

```
library(NHANES)
NHANES$BMI_WHO <- as.numeric(NHANES$BMI_WHO)
# as.numeric(NHANES$BMI_WHO),将有序分类转换为数字
attach(NHANES)
wilcox.test(BMI_WHO ~ Gender)
##  Wilcoxon rank sum test with continuity correction
## data: BMI_WHO by Gender
## W = 11215234, p-value = 0.01704
## alternative hypothesis: true location shift is not equal to 0
```

2. 多样本(>2 组)Kruskal-Wallis 检验

【多样本秩和检验 R 实例】(结果变量有序,分组变量为多分类,分类数大于 2)

```
kruskal.test {stats}
kruskal.test(x ~ y)# 结果变量在前,分组变量在后
library(NHANES)
attach(NHANES)
kruskal.test(BMI_WHO, Race1)
##  Kruskal-Wallis rank sum test
##
## data: BMI_WHO and Race1
## Kruskal-Wallis chi-squared = 102.63, df = 4, p-value < 2.2e-16
```

二、分组变量有序,结果变量无序

1. 使用卡方检验比较各组率的差异

```
tabAH <- table(AgeDec, Hypertension)
chisq.test(tabAH, correct = FALSE)
##
##  Pearson's Chi-squared test
##
## data: tabAH
## X-squared = 1175.5, df = 3, p-value < 2.2e-16
```

2. 线性趋势检验

Cochran-Armitage 趋势性检验是一种线性趋势检验, 由科克伦 (Cochran)于1954年提出,由阿米蒂奇(Armitage)于1955年完善,这里的线性不是指比率的变化呈

线性变化,而是指经过 logistic 变换后呈现出线性变化趋势。Cochran-Armitage 趋势性检验用来评估一个二分类结果变量和一个有序分类分组变量之间的关联性,即 $R×2$ 列联表资料,因此又称趋势性卡方检验。其目的是检验某一事件发生率是否随着分组变量不同水平的变化而呈线性趋势。

无效假设 H_0:某一事件发生率随着分组变量不同水平的变化没有线性趋势;

备择假设 H_1:某一事件发生率随着分组变量不同水平的变化有线性趋势。

如果 $p<0.05$,则拒绝原假设。

```
# 使用数据集变量创建列联表
tabAH <- table(AgeDec, Hypertension)
tabAH
##          Hypertension
## AgeDec    Yes    No
##   0-20     66  1653
##   21-40   554  2028
##   41-60  1013  1577
##   60+     876   784
```

线性趋势检验使用 multiCA 包的 multiCA.test()函数或 DescTools 包的 Cochran ArmitageTest()函数。

(1)multiCA 包

```
library(multiCA)
multiCA.test(tabAH)
## $overall
##
##  Multinomial Cochran-Armitage trend test
##
## data:  tabAH
## W = 1175.5, df = 3, p-value < 2.2e-16
## alternative hypothesis: true slope for outcomes 1:nrow(x) is not equal to 0
##
## $individual
## [1] 3.404904e-148  6.115334e-26  8.642692e-39 2.512962e-120
## attr(,"method")
## [1] "Holm-Shaffer"
```

(2)DescTools 包

CochranArmitageTest (x, alternative = c ("two.sided", "increasing", "decreasing"))x, 列联表或矩阵 ,alternative, 指定替代假设的字符串必须是"two.sided"(默认)、"increasing"或"discreating"之一。可以只指定首字母。

```
library(DescTools)
CochranArmitageTest(tabAH)
##   Cochran-Armitage test for trend
##
## data： tabAH
## Z = 34.215, dim = 4, p-value < 2.2e-16
## alternative hypothesis：two.sided
library(vcd)
mosaic( ~ AgeDec + Hypertension, gp = shading_max)
```

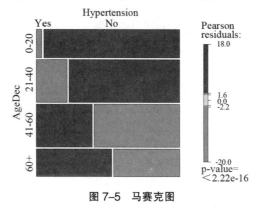

图 7-5　马赛克图

第十一节　双向有序列联表资料的统计分析

一、双向有序属性相同列联表

　　双向有序属性相同列联表(表 7-6)其实就是配对表(不同检测方法,同一样本),用 Kappa 分析,关注一致性。Mcnemar 检验只适用于四格表,列联表要用 Bowker 检验来进行一致性分析。

　　Bowker 检验又称"平方表检验"或"对称性检验 (Test of Symmetry)",是 Mcnemar 检验的扩展。这个方法是美国教育家和统计学家 Albert H. Bowker 于 1948 年发表的论文《A Test for Symmetry in Contingency Tables》中提出的,通常也称为 Mcnemar-Bowker 检验。

表 7-6　双向有序属性相同列联表

	rater2				
rater1	Level.1	Level.2	Level….	Level.k	Total
Level.1	n_{11}	n_{12}	…	n_{1k}	n_1+
Level.2	n_{21}	n_{22}	…	n_{2k}	n_2+
Level….	…	…	…	…	…
Level.k	n_{k1}	n_{k2}	…	n_{kk}	n_k+
Total	$n+1$	$n+2$	…	$n+k$	N

1. 调用 R 数据集

数据集 SexualFun {vcd}是一个二维数组,由 91 对已婚夫妇对问卷项目的回答"性对我和我的伴侣来说很有趣"的评分交叉列表得出。变量及其水平如下。

Never Fun,Fairly Often,Very Often,Always fun

```
library(vcd)
data(SexualFun)
K <- Kappa(SexualFun)
##                value      ASE      z Pr(>|z|)
## Unweighted 0.1293 0.06860 1.885 0.059387
## Weighted   0.2374 0.07832 3.031 0.002437
```
若两个属性的分级相同,计算 Kappa 系数;分级不相同,计算加权 Kappa 系数。
```
agreementplot(t(SexualFun), weights = 1) #一致性图
```

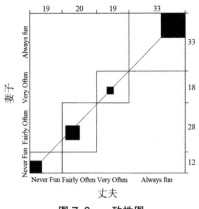

图 7-6　一致性图

```
agreementplot(t(SexualFun), xlab = "Husband's Rating",
            ylab = "Wife's Rating")
```

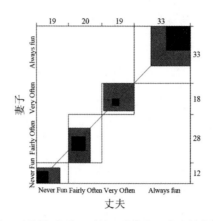

图 7-7 部分一致性图(部分一致性通常在显示中由较浅的阴影表示)

2. 使用 as.table()函数创建列联表

```
SexualFunas <- as.table(rbind(c(7, 7, 2, 3), c(2, 8, 3, 7),
                              c(1, 5, 4, 9), c(2, 8, 9, 14)))
dimnames(SexualFunas) <- list(
  Husband = c("Never Fun", " Fairly Often", " Very Often",
"Always fun"),
  Wife = c("Never Fun", " Fairly Often", " Very Often",
          "Always fun"))
SexualFunas
##                 Wife
## Husband          Never Fun  Fairly Often  Very Often Always fun
##    Never Fun             7             7           2          3
##      Fairly Often        2             8           3          7
##      Very Often          1             5           4          9
##    Always fun            2             8           9         14
```

二、双向有序属性不同列联表

属性不同的双向有序表的分析方法因目的不同而不同,大致分成以下四种。

卡方检验:把有序表当成无序表分析,仅关注表格中各行的频数分布是否存在显著差异。

秩和检验:将双向有序表变成单向有序列联表表(结果变量有序)。

Spearman 或 Kendall's tau 秩相关分析:其目的在于考察两个变量之间是否存在相关关系,因表格中的变量是等级变量,不是计量变量,因此不能采用 Pearson 相关分析。

线性趋势检验(Test for Linear Trend):两个有序变量是否存在线性变化趋势,采用本法做出判断。

表 7-7　年龄与冠状动脉硬化分级

年龄(岁)(X)	赋值	冠状动脉硬化等级(Y)				合计
		−	+	++	+++	
		1	2	3	4	
20~	1	70	22	4	2	98
30~	2	27	24	9	3	63
40~	3	16	23	13	7	59
≥50	4	9	20	15	14	58
合计		122	89	41	26	278

【R 实例 1：对年龄与冠状动脉硬化分级列联表进行统计分析】

(一)创建数据框

```
Tabdata <- data.frame(Age = rep(c(1, 2, 3, 4), c(98, 63, 59, 58)),
  coronary = c(rep(c(1, 2, 3, 4), c(70, 22, 4, 2)),
            rep(c(1, 2, 3, 4), c(27, 24, 9, 3)),
            rep(c(1, 2, 3, 4), c(16, 23, 13, 7)),
            rep(c(1, 2, 3, 4), c(9, 20, 15, 14))))
```

(二)创建列联表

```
Tab <- matrix(
  c(70, 27, 16, 9, 22, 24, 23, 20, 4, 9, 13, 15, 2, 3, 7, 14),
  nrow = 4,
  byrow = F,
  dimnames = list(
    Age = c("20~", "30~", "40", ">=50"),
    Grade = c("-", "+", "++", "+++")))
```

(三)假设检验

1. 卡方检验

```
chisq.test(Tab)
##   Pearson's Chi-squared test
##
## data： Tab
## X-squared = 71.432, df = 9, p-value = 7.97e-12
```

2. 秩和检验

```
kruskal.test(coronary ~ Age, data = Tabdata)
##
##   Kruskal-Wallis rank sum test
##
## data： coronary by Age
## Kruskal-Wallis chi-squared = 66.104, df = 3, p-value = 2.912e-14
```

3. Spearman 或 Kendall's tau 秩相关分析

```
attach(Tabdata)
cor.test(coronary, Age, method = "spearman")
## Warning in cor.test.default (coronary, Age, method = "spearman"):
Cannot compute
## exact p-value with ties
##
##  Spearman's rank correlation rho
##
## data： coronary and Age
## S = 1831728, p-value < 2.2e-16
## alternative hypothesis： true rho is not equal to 0
## sample estimates：
##        rho
## 0.4884554
cor.test(coronary, Age, method = "kendall")
##
##  Kendall's rank correlation tau
##
## data： coronary and Age
## z = 8.2764, p-value < 2.2e-16
## alternative hypothesis： true tau is not equal to 0
## sample estimates：
##        tau
## 0.4245224
```

4. 线性趋势检验(Test for Linear Trend)

```
library(multiCA)
multiCA.test(Tab)
## $overall
##
##  Multinomial Cochran-Armitage trend test
##
## data： Tab
## W = 63.68, df = 3, p-value = 9.611e-14
## alternative hypothesis： true slope for outcomes 1:nrow (x) is not
equal to 0
##
##
```

```
## $individual
## [1] 1.020527e-10 4.248539e-01 1.963178e-02 2.613094e-09
## attr(,"method")
## [1] "Holm-Shaffer"
```

H_0:年龄与冠状动脉粥样硬化等级之间无线性趋势关系;

H_1:年龄与冠状动脉粥样硬化等级之间有线性趋势关系。

p-value $= 9.611e-14$ 拒绝原假设,年龄与冠状动脉粥样硬化等级之间有线性关系,即冠状动脉硬化等级随着年龄的增加而增加。

【R 实例 2:对 NHANES 数据集中变量 AgeDec 和 BMI_WHO 构成的双向有序列联表统计分析】

```
tabBA <- table(BMI_WHO, AgeDec)
tabBA
##                 AgeDec
## BMI_WHO          0-20 21-40 41-60 60_plus
##    12.0_18.5     1165    53    38      21
##    18.5_to_24.9   935   869   682     425
##    25.0_to_29.9   295   810   945     614
##    30.0_plus      207   950   975     619
```

1. 卡方检验

```
chisq.test(tabBA)
##
##   Pearson's Chi-squared test
##
## data: tabBA
## X-squared = 3623.6, df = 9, p-value < 2.2e-16
```

2. 秩和检验

```
kruskal.test(BMI_WHO ~ AgeDec, data = NHANES)
##
##   Kruskal-Wallis rank sum test
##
## data: BMI_WHO by AgeDec
## Kruskal-Wallis chi-squared = 2565, df = 3, p-value < 2.2e-16
```

3. Spearman 或 Kendall's tau 秩相关分析

```
# 需要使用 as.numeric()函数将有序分类转换为数字
NHANES$BMI_WHOnu <- as.numeric(NHANES$BMI_WHO)
NHANES$AgeDecnu <- as.numeric(NHANES$AgeDec)
cor.test(NHANES$BMI_WHOnu, NHANES$AgeDecnu, method = "spearman")
## Warning in cor.test.default (NHANES $BMI_WHOnu, NHANES $AgeDecnu,
```

```
method = "spearman"): Cannot compute exact p-value with ties
##   Spearman's rank correlation rho
##
## data: NHANES$BMI_WHOnu and NHANES$AgeDecnu
## S = 8.3625e+10, p-value < 2.2e-16
## alternative hypothesis: true rho is not equal to 0
## sample estimates:
##       rho
## 0.4334126
cor.test(NHANES$BMI_WHOnu, NHANES$AgeDecnu, method = "kendall")
##
##   Kendall's rank correlation tau
##
## data: NHANES$BMI_WHOnu and NHANES$AgeDecnu
## z = 42.633, p-value < 2.2e-16
## alternative hypothesis: true tau is not equal to 0
## sample estimates:
##       tau
## 0.365493
```

4. 线性趋势检验(Test for Linear Trend)

```
library(multiCA)
multiCA.test(tabBA)
## $overall
##
##   Multinomial Cochran-Armitage trend test
##
## data: tabBA
## W = 2347.8, df = 3, p-value < 2.2e-16
## alternative hypothesis: true slope for outcomes 1:nrow (x) is not
equal to 0
##
##
## $individual
## [1] 0.000000e+00 1.171023e-19 4.894156e-90 2.808705e-107
## attr(,"method")
## [1] "Holm-Shaffer"
```

p-value $< 2.2e-16$,拒绝原假设,年龄与 BMI 等级之间有线性趋势关系,即 BMI 等级随着年龄的增加而增加。

第八章 单变量时间序列分析与预测

时间序列(简称时序)是一个按时间排序的随机变量的集合,其中假定随机变量的取值是连续的,时间索引集合是离散且等距的。

在给定的一段时间内有规律地记录观测值。对于这样的观测值,可以将其整合成形如 $Y_1, Y_2, Y_3, \cdots, Y_t, \cdots, Y_T$ 的时间序列,其中 Y_t 为 Y 在时间点 t 的值,T 是时间序列中观测值的个数。

查看时序对象的性质,可以通过 start()、end()、frequency()函数查看。

第一节 创建时间序列

时间序列是一种包括观测值、起始时间、终止时间以及周期(如月、季度或年)的结构。只有将数据转成时间序列对象后,才能用各种时序方法对其进行分析、建模和绘图。

R中创建时间序列用 ts()函数。

```
myseries <- ts(data, start=, end=, frequency=)
```

其中,myseries 是所生成的时序对象,data 是原始的包含观测值的数值型向量,start 参数和 end 参数(可选)给出时序的起始时间和终止时间,frequency 为每个单位时间所包含的观测值数量 (如 frequency=1 对应年度数据,frequency=12 对应月度数据,frequency=4 对应季度数据)。

1. 只有年度数据

每年只有一个观测值,此时只需要给出起始年份(或者截止年份)。

表 8-1 时间序列数据(年度数据)

年份	观测值
2012	123
2013	39
2014	78
2015	52
2016	110

```
y <- ts(c(123, 39, 78, 52, 110), start = 2012)
y
## Time Series：
## Start = 2012
## End = 2016
## Frequency = 1
## [1] 123  39  78  52 110
```

2. 观测频率大于每年一次

可以通过设置 ts() 函数的 frequency 参数来设置频率。

```
sales <- c(18, 33, 41, 7, 34, 35, 24, 25, 24, 21, 25, 20, 22, 31,
           40, 29, 25, 21, 22, 54, 31, 25, 26, 35)
tsales <- ts(sales, start = c(2003, 1), frequency = 12)
```

在处理时间序列之前,确定其频率至关重要。

"频率"是季节模式重复之前的观测值个数 1。在 R 中使用 ts() 函数时,频率有以下值可供选择。

表 8–2　数据类型与频率

数据类型	频率
年度	1
季度	4
月度	12
周	52

3. 取子集

```
library(forecast)
subset(woolyrnq, quarter = 3)
subset(USAccDeaths, start = 49)
```

第二节　时间序列模式

一、白噪声

在平稳时间序列中,有一种纯随机序列,也称白噪声序列(White Noise Series)。白噪声序列没有趋势项、季节项和短期相关性,序列中的波动都表现为一个给定水平上的随机波动。通常在滞后 0 处等于 1,在其他滞后自相关系数为零。

由于随机扰动的存在,白噪声序列的自相关系数并不会精确地等于 0。对于一个长度

为 T 的白噪声序列而言,我们期望在 0.95 的置信度下,它的自相关系数处于 $\pm 2/\sqrt{T}$ 之间。

1. 白噪声序列时序图

时序图是用观测值与观测时间作图,散点之间用直线连接。

```
set.seed(6)# 设置种子,保证结果重现性
white_noise <- ts(rnorm(200))# 生成白噪声序列
plot(white_noise, ylim = c(-5.6, 5.6))# 时序图
```

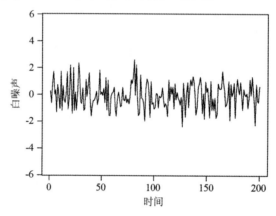

图 8-1　白噪声序列时序图

图 8-1 所示,序列没有趋势项也没有季节项,序列中的波动都表现为一个给定水平上的随机波动。

2. 白噪声序列 ACF 图和 PACF 图

```
white_noise <- ts(rnorm(200))# 生成白噪声序列
acf(white_noise)
```

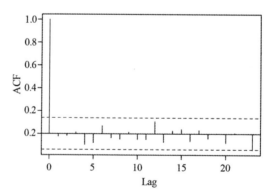

图 8-2　白噪声序列 ACF 图

图 8-2 中虚线为 ACF 的边界值,虚线之内的区域自相关性可近似看作 0。

```
white_noise <- ts(rnorm(200))# 生成白噪声序列
pacf(white_noise)
```

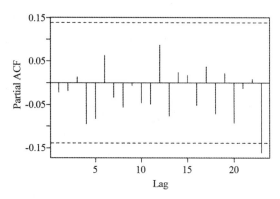

图 8-3　白噪声序列 PACF 图

图 8-3 中虚线为 PACF 的边界值,虚线之内的区域偏自相关性可近似看作 0。白噪声序列的 ACF 和 PACF 图中 95% 的数值会落入两条虚线之内的区域。

3. 白噪声检验(纯随机性检验)

白噪声检验通过 Ljung-Box 统计量检验 x_t 的多个自相关系数是否同时为 0。

原假设:序列不存在自相关,是白噪声;

备择假设:序列存在自相关,不是白噪声。

若 $p<0.05$,则序列为非白噪声;若 $p>0.05$,不能拒绝序列为白噪声的原假设。

```
acf(white_noise)$acf
Box.test(white_noise, type = "Ljung-Box")# 白噪声检验
##  Box-Ljung test
##
## data： white_noise
## X-squared = 0.3554, df = 1, p-value = 0.5511
```

结论:$p>0.05$,不能拒绝序列为白噪声的原假设。

如果一个时间序列是白噪声,就不具有分析的意义,因为从一个纯随机的东西中找不出任何有价值的规律。

【知识链接】

1. 自相关系数(autocorrelation coefficient,AC)

弱平稳时间序列 x_t 与 x_{t+k} 的相关系数称为 x_t 的间隔为 k 的自相关系数。自相关系数可以测量时间序列滞后值之间的线性关系。

2. 自相关函数(Autocorrelation Function,ACF)

自相关系数组成的集合称为 x_t 的自相关函数(Autocorrelation Function,ACF)。

3. 偏自相关系数(partial autocorrelation coefficient,PAC)

若研究一个变量受另一个变量影响时,把其他的影响变量视作常数,即暂时不考虑其他因素影响,此时分析变量之间的关系用的是偏相关系数。

4. 时序的滞后阶数

时序的滞后阶数即向后追溯的观测值的数量。0 阶滞后项(Lag 0)代表没有移位的时

序,一阶滞后(Lag 1)代表时序向左移动一位,二阶滞后(Lag 2)代表时序向左移动两位,以此类推。时序可以通过 lag(ts, k) 函数变成 k 阶滞后,其中 ts 为目标序列,k 为滞后项阶数。

表 8-3　Nile 时序的不同滞后阶数

滞后阶数	1869	1870	1871	1872	1873	1874	1875
0			1120	1160	963	1210	1160
1		1120	1160	963	1210	1160	1160
2	1120	1160	963	1210	1160	1160	813

二、相加趋势项与随机影响

```
library(fpp2)
## -- Attaching packages ----------------------------- fpp2 2.4 --
## v ggplot2   3.3.5      v expsmooth 2.3
## v fma       2.4
plot(livestock)
```

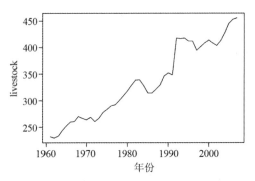

图 8-4　相加趋势项与随机影响模式时序图

如图 8-4 所示,序列中有一个向上的趋势以及围绕这个趋势的一些随机波动。

三、相加季节项与随机影响

```
library(TSA)
data(tempdub)
plot(tempdub, ylim = c(-20, 100))
```

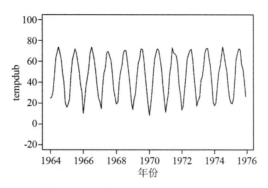

图 8-5 1964-1975 年比克市月平均气温时序图

图 8-5 所示,序列中有季节效应和随机波动,没有表现出向上或向下的趋势。

四、相加趋势项、季节项与随机影响(趋势和季节性变化独立作用)

plot(co2)# co2 {datasets}

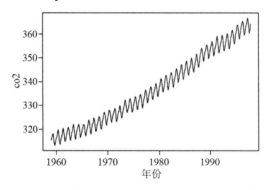

图 8-6 1959 至 1997 年大气中的 CO_2 浓度(ppm)

图 8-6 所示,序列中同时出现增长性趋势、季节效应以及随机波动。

五、相乘趋势项、季节项与随机影响(季节性效应的大小取决于趋势的大小)

library(fpp2)
plot(a10)

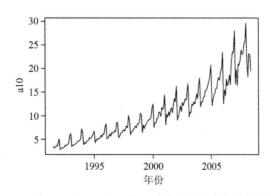

图 8-7 1991 年 7 月-2008 年 6 月 A10 产品每月政府支出(百万美元)

如图 8-7 所示,序列中同时出现增长性趋势、季节效应以及随机波动,序列的波动与趋势成正比。

趋势体现的是时间序列数据均值随时间的长期变化。季节性效应是时间序列中以固定间隔重复的趋势。严格来说,季节性效应只是每年都会重复的效应,但在更一般的情况下,可以更广泛地使用该术语来表示任何定期重复的模式。无法解释的变化是在任何趋势和季节性效应被去除后时间序列中其余的变化。这种无法解释的变化可能是独立的,也可能表现出短期相关性。

如果季节性波动的幅度不随时间序列水平的变化而变化,那么加法模型是合适的。当季节性波动的变化与时间序列的水平成比例时,则乘法模型更为合适。

第三节　序列模式转换

1. 对数变换

对数变换的方法可用于平稳化时间序列的方差。

2. 差分

在以时间为统计维度的分析中,当时间间距相等时,用下一个数值减去上一个数值就叫"一阶差分",在一阶差分的基础上用后一个数值减上一个数值,叫"二阶差分"。

差分的作用是减轻数据之间的不规律波动,使其波动曲线更平稳,并因此消除(或减小)时间序列的趋势和季节性。

为了区别季节差分和一般差分,有时将一般差分称为"一步差分",即差值的延迟期数为 1。有时会同时使用季节性差分和一般差分方法来得到平稳时间序列。

一般来说,二阶差分后的序列基本会变得水平。在实际操作中,对序列进行两次以上的差分通常都是不必要的。

阶次差分可以剔除趋势性影响,而步长差分可以剔除季节性的影响。

通过 diff()函数对序列进行差分,即 diff(ts, differences=d),其中 d 即对序列 ts 的差分次数,默认值为 $d=1$。

forecast 包中的 ndiffs()函数可以通过一系列的 KPSS 检验来确定合适的一阶差分次数。

`ndiffs(Nile) # Nile 为 R 内置数据集`
`[1] 1`

需要做一阶差分

当季节性差值和第一差值都被使用时,两者的先后顺序并不会影响结果,变换顺序后的结果仍是一样的。然而,如果数据的季节性特征比较强,建议先进行季节性差分,因为有时经过季节性差分的数据已经足够平稳, 没有必要进行后续的差分。如果先进行第一差分,仍将需要做一次季节性差分。

nsdiffs()函数可以用来确定是否需要进行季节性差分。

```
nsdiffs(AirPassengers)
```
```
[1] 1
```
　　由于 nsdiffs() 函数返回 1,说明需要进行一次季节性差分。
```
library(fpp2)
```
```
plot(a10)
```

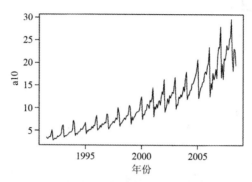

图 8-8　1991 年 7 月–2008 年 6 月 A10 产品每月政府支出(百万美元)

```
plot(log(a10))
```

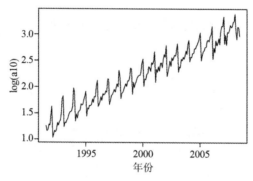

图 8-9　对数据 a10 进行对数变换

```
plot(diff(log(a10), 12))
```

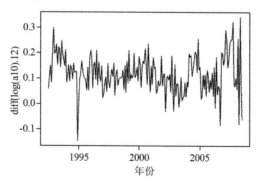

图 8-10　数据 a10 进行对数变换后再季节性差分

　　去除季节性成分还可以进行如下操作:
```
library(forecast)
```

```
plot(AirPassengers)
lines(seasadj(decompose(AirPassengers, "multiplicative")), col = 4)
```

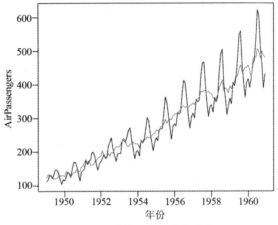

图 8-11　数据去除季节性成分

第四节　季节性分解

存在季节性因素的时间序列(如月度数据、季度数据等)可以被分解为趋势因子、季节性因子和随机因子。趋势因子能捕捉到长期变化;季节性因子能捕捉到周期性变化;而随机(误差)因子则能捕捉到那些不能被趋势或季节效应解释的变化。

```
require(forecast)
plot(decompose(AirPassengers))
```

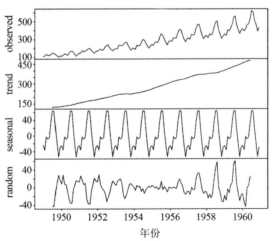

图 8-12　季节性分解

自上而下分别为时序图、趋势图、季节效应图以及随机波动项。序列的趋势为单调增长,季节效应表明夏季乘客数量更多(可能因为假期)。

第五节　单位根检验

平稳性分为强平稳性和弱平稳性。如果一个序列的联合密度函数不随时间的推移而变化,那么这个序列就是强平稳的,这个要求非常高,一般采用弱平稳这一概念。所谓弱平稳,就是一个时间序列的均值和方差具有时间不变性。

单位根检验是一种客观的判定是否需要差分的方法。这个针对平稳性的统计假设检验被用于判断是否需要差分方法来让数据更平稳。

单位根检验(Unit Root Test)是指检验序列中是否存在单位根,因为存在单位根就是非平稳时间序列了。不平稳会使回归分析中存在伪回归。

单位根检验的方法有很多种,它们基于不同的假设,因此可能产生相互矛盾的结果。通常采用 Kwiatkowski-Phillips-Schmidt-Shin (KPSS) 检验 (Kwiatkowski, Phillips, Schmidt, Shin, 1992)。在此检验中,原假设为序列是平稳的,很小的 p 值(如小于 0.05)说明序列非平稳,需要进行差分。该检验可以使用程序包 urca 中的 ur.kpss () 函数进行计算。

```
library(urca)
summary(ur.kpss(AirPassengers))
## #######################
## # KPSS Unit Root Test #
## #######################
##
## Test is of type: mu with 4 lags.
##
## Value of test-statistic is: 2.7395
##
## Critical value for a significance level of:
##                  10pct  5pct 2.5pct  1pct
## critical values 0.347 0.463  0.574 0.739
```

检验统计量的值远大于临界值1%,可以拒绝原假设,也就是说该序列不平稳。

第六节 非季节性 ARIMA 模型

ARIM 模型的全称为自回归移动平均模型 (Autoregressive Integrated Moving Average Model,简称 ARIMA),是由博克思(Box)和詹金斯(Jenkins)于 70 年代初提出的著名时间序列预测方法,所以又称 Box-Jenkins 模型。

在一个 p 阶自回归模型中,序列中的每一个值都可以用它之前 p 个值的线性组合来表示;在一个 q 阶移动平均模型中,时序中的每个值都可以用之前的 q 个残差的线性组合来表示。这两种方法的混合即 ARMA(p, q)模型,此时,序列中的每个观测值用过去的 p 个观测值和 q 个残差的线性组合来表示。

ARIMA(p, d, q)模型意味着时序被差分了 d 阶,且序列中的每个观测值都用过去的 p 个观测值和 q 个残差的线性组合表示。

ARIMA 模型主要用于拟合具有平稳性的时间序列(也可以被转换为平稳序列)。

一、序列的平稳性检验

数据集 Nile {datasets} 记录了 1871—1970 年阿斯旺地区尼罗河的年流量 (10^ 8m^ 3)。

```
library(forecast)
plot(Nile)
```

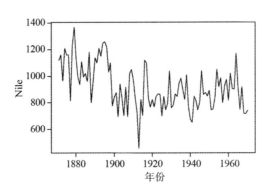

图 8-13 1871—1970 年阿斯旺地区尼罗河的年流量时序图

从时序图可以看出,各观测年间的方差似乎是稳定的,因此无需对数据做对数变换;但数据中可能存在某种趋势。

(一)平稳性检验方法

1. 看 ndiffs()函数的结果

R 语言 ndiff()函数返回一个时间序列变为平稳序列需要的差分阶数。

对于一个时间序列 x,k=ndiffs(x):

①若 k==0,则它是平稳序列;

②若 $k>0$,则 x 差分 k 阶之后,变为平稳序列。

```
ndiffs(Nile)
## [1] 1
```

需要一阶差分,说明数据非平稳。

2. 单位根检验

```
library(urca)
summary(ur.kpss(Nile))
## #######################
## # KPSS Unit Root Test #
## #######################
##
## Test is of type: mu with 4 lags.
##
## Value of test-statistic is: 0.9654
##
## Critical value for a significance level of:
##                 10pct  5pct 2.5pct  1pct
## critical values 0.347 0.463  0.574 0.739
```

$p<0.05$,序列非平稳。

3. 绘制一阶差分后的时序图

```
Nile <- diff(Nile)
plot(dNile)
```

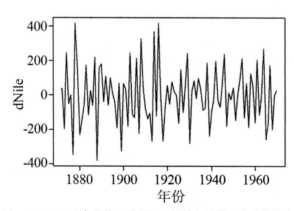

图 8-14　1871~1970 年阿斯旺地区尼罗河的年流量一阶差分后的时序图

如图 8-14 所示,经过一阶差分后,原始数据中的下降趋势被移除了。

4. 差分后平稳性检验

```
summary(ur.kpss(diff(Nile)))
## #######################
## # KPSS Unit Root Test #
```

```
## ######################
##
## Test is of type: mu with 3 lags.
##
## Value of test-statistic is: 0.0233
##
## Critical value for a significance level of:
##                    10pct  5pct 2.5pct  1pct
## critical values 0.347 0.463  0.574 0.739
```

$p>0.05$，序列非平稳。

（二）拟合模型

使用 forecast 包中的 auto.arima( )函数可以实现最优 ARIMA 模型的自动选取。在这种情况下得到的模型的 AIC 值最小。

```
library(forecast)
fit <- auto.arima(Nile)
fit
## Series: Nile
## ARIMA(1,1,1)
##
## Coefficients:
##            ar1       ma1
##         0.2544   -0.8741
## s.e.   0.1194    0.0605
##
## sigma^2 = 20177:  log likelihood = -630.63
## AIC=1267.25    AICc=1267.51    BIC=1275.04
```

auto.arima( )函数默认的参数采用了一些近似方法来加速搜索，approximation=FALSE, stepwise = FALSE,会有更多的模型被搜索。

```
accuracy(fit)
##                         ME     RMSE      MAE       MPE      MAPE      MASE
## Training set -16.06603 139.8986 109.9998 -4.005967 12.78745 0.825499
##                        ACF1
## Training set -0.03228482
```

（三）模型评价

时间序列模型中的残差是在拟合模型后剩余的值。对于大多数时间序列模型,其残差等于观测值和相对应拟合值的差。

在检查模型是否充分地捕获数据中的信息方面,残差有着很大的用处。一个好的预测方法产生的残差具有以下特性。

①残差之间不存在相关性；

②残差的均值为零，如果残差的均值不为零，说明预测有偏差。

除了上述的基本性质外，残差最好也满足下列两个性质（但不是必须满足）：

①残差的方差是常数；

②残差满足正态分布。

一般来说，一个模型如果合适，那模型的残差应该满足均值为 0 的正态分布，并且对于任意的滞后阶数，残差自相关系数都应该为零。

1. 残差正态性检验

shapiro.test(fit$residuals)

\##

\##　Shapiro-Wilk normality test

\##

\## data：　fit$residuals

\## W = 0.99083, p-value = 0.7312

$p>0.05$，残差满足正态分布。

2. 残差纯随机性检验，p 值小于 5%，序列为非白噪声

Box.test()函数可以检验残差的自相关系数是否都为零。如果残差是白噪声序列，说明时间序列中有用的信息已经被提取完毕了，剩下的全是随机扰动，是无法预测和使用的。残差序列如果通过了白噪声检验，则建模就可以终止了，因为没有信息可以继续提取。

Box.test(fit$residuals, type = "Ljung-Box")

\##　Box-Ljung test

\##

\## data：　fit$residuals

\## X-squared = 0.10739, df = 1, p-value = 0.7431

$p>0.05$，即可以认为残差的自相关系数为零。

acf(fit$residuals)\# 残差 ACF 图

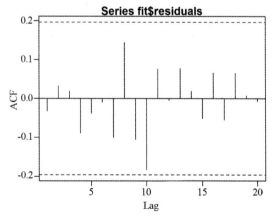

图 8-15　残差 ACF 图

```
library(car)
## 载入需要的程辑包:carData
qqPlot(fit$residuals, envelope = list(style = "lines"))# 残差 QQ 图
```

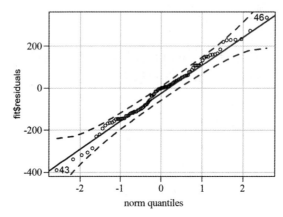

图 8-16 残差 QQ 图

```
## [1] 43 46
```

（四）预测

用 forecast 包中的 forecast()函数来实现对接下来三年的预测。

```
forecast(fit, 3)
##      Point Forecast     Lo 80      Hi 80     Lo 95     Hi 95
## 1971      816.1813   634.1427   998.2199  537.7773  1094.585
## 1972      835.5596   640.8057  1030.3136  537.7091  1133.410
## 1973      840.4889   641.5646  1039.4132  536.2604  1144.717
plot(forecast(fit, 3), xlab = "Year", ylab = "Annual Flow")
```

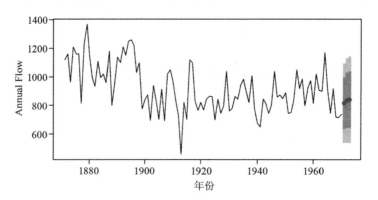

图 8-17 预测的点估计和区间估计

第七节 指数预测模型

指数平滑法其实是一种加权移动平均,特点是权重按照几何数级递减,越老的数据权重越小。一般说来历史数据对未来值的影响是随时间间隔的增长而递减的。所以,更切合实际的方法应是对各期观测值依时间顺序进行加权平均作为预测值。

单指数模型拟合的是不存在明显的趋势项和季节效应的时序;双指数模型也叫 Holt 指数平滑,拟合的是有水平项和趋势项的时序;三指数模型也叫 Holt-Winters 指数平滑,拟合的是有水平项、趋势项以及季节效应的时序。

forecast 包中的 ets()函数可以拟合指数模型。

ets(ts)

其中,ts 是要分析的时序,默认参数 model = "ZZZ",根据序列模式自动拟合最优模型。

一、康涅狄格州纽黑文市从 1912 年到 1971 年每一年的平均华氏温度

1. 绘制时序图

```
library(forecast)
plot(nhtemp)# nhtemp {datasets}
```

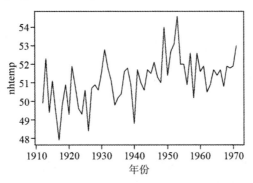

图 8-18 1912 年至 1971 年每年平均华氏温度时序图

从图 8-18 可以看出,时序中不存在某种明显的趋势,而且无法从年度数据看出季节性因素。

2. 自动选取最优模型

```
fit <- ets(nhtemp)
fit
## ETS(A,N,N)
##
## Call:
##   ets(y = nhtemp)
```

```
##
##    Smoothing parameters：
##      alpha = 0.1819
##
##    Initial states：
##      l = 50.2762
##
##    sigma： 1.1455
##
##       AIC     AICc      BIC
## 265.9298 266.3584 272.2129
```

第一个字母表示误差类型("A""M"或"Z")；第二个字母表示趋势类型("N""A""M"或"Z")；第三个字母表示季节类型("N""A""M"或"Z")。在所有情况下，"N"= 无，"A"=加法，"M"= 乘法，"Z"= 自动选择。

指数平滑系数 α 越大，需求历史的权重衰减地越快，也就意味着最新需求历史的权重越大，预测模型也就越响应。相反，α 越小，需求历史的权重相对衰减越慢，最新需求历史所占权重也相对越小，预测模型也就越稳定。

该模型 α 值比较小(α=0.18)说明预测时同时考虑了离现在较近和较远的观测值，这样的 α 值可以最优化模型在给定数据集上的拟合效果。

3. 预测

forecast()函数用于预测时序未来的 k 步，其形式为 forecast(fit, k)

```
forecast(fit, 1)# 一步向前预测
##      Point Forecast    Lo 80    Hi 80    Lo 95    Hi 95
## 1972       51.87031 50.40226 53.33835 49.62512 54.11549
plot(forecast(fit, 1),
  xlab = "Year",
  ylab = expression(paste("Temperature (", degree * F, ")", )),
  main = "New Haven Annual Mean Temperature")
```

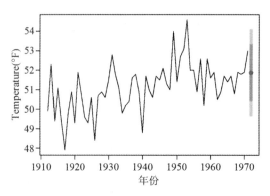

图 8-19 一步向前预测的点估计和区间估计

4. 准确性度量

```
accuracy(fit)
##                     ME      RMSE       MAE       MPE    MAPE    MASE
## Training set 0.1460657 1.126268  0.8951225 0.2419373 1.7489  0.7512
##                            ACF1
## Training set -0.006441923
```

表 8-4　预测准确性度量

度量标准	简写	定义
平均误差	ME	mean(e_t)
平均残差平方和的平方根	RMSE	sqrt(mean(e_t^2))
平均绝对误差	MAE	mean($|e_t|$)
平均百分比误差	MPE	mean($100{\times}e_t/Y_t$)
平均绝对百分误差	MAPE	mean($|100{\times}e_t/Y_t|$)
平均绝对标准化误差	MASE	mean($|q_t|$),其中 $q_t=e_t/(1/(T-1){\times}sum(|y_t-y_{t-1}|))$,$T$ 是观测值的个数,对 $t=2$ 到 $t=T$ 求累加

其中,RMSE 最常用。

二、Box & Jenkins 航空公司 1949 年至 1960 年每月乘客总数

plot(AirPassengers)# AirPassengers {datasets}

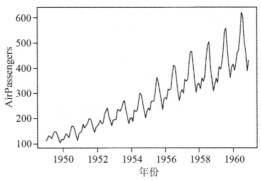

图 8-20　Box&Jenkins 航空公司 1949 年至 1960 年每月乘客总数

```
fit <- ets(AirPassengers)
fit
## ETS(M,Ad,M)
##
## Call:
##   ets(y = AirPassengers)
##
```

```
##   Smoothing parameters:
##     alpha = 0.7096
##     beta  = 0.0204
##     gamma = 1e-04
##     phi   = 0.98
##
##   Initial states:
##     l = 120.9939
##     b = 1.7705
##     s = 0.8944 0.7993 0.9217 1.0592 1.2203 1.2318
##            1.1105 0.9786 0.9804 1.011 0.8869 0.9059
##
##   sigma:  0.0392
##
##      AIC      AICc      BIC
## 1395.166 1400.638 1448.623
```

```
plot(forecast(fit))
```

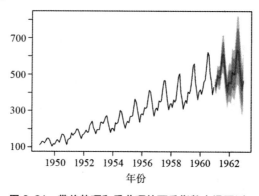

图 8-21　带趋势项和季节项的可乘指数光滑预测

第九章 分类

　　分类算法是基于类标号已知的训练数据集建立分类模型并使用其对测试数据集进行分类的算法,属于监督学习方法。

第一节　数据集

　　1. 线性可分数据集

```
set.seed(12)
y = c(rep("A", 200), rep("B", 200))
x1 = c(rnorm(200, 1, 0.1), rnorm(200, 1.6, 0.10))
x2 = c(rnorm(200, 1, 0.13), rnorm(200, 1.6, 0.11))
dat1 = data.frame(y, x1, x2)
dat1$y = as.factor(y)
idx <- sample(2, nrow(dat1), replace = TRUE, prob = c(0.7, 0.3))
traindat1 <- dat1[idx == 1, ]
testdat1 <- dat1[idx == 2, ]
dim(traindat1)
## [1] 295    3
dim(testdat1)
## [1] 105    3
```

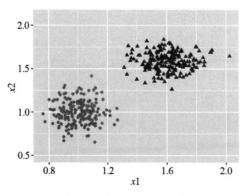

图9-1　线性可分数据集散点图

2. 线性近似可分数据集

```
set.seed(6)
y = c(rep("A", 300), rep("B", 300))
x1 = c(rnorm(300, 1, 0.2), rnorm(300, 1.6, 0.2))
x2 = c(rnorm(300, 1, 0.18), rnorm(300, 1.6, 0.16))
dat2 = data.frame(y, x1, x2)
dat2$y = as.factor(y)
idx <- sample(2, nrow(dat2), replace = TRUE, prob = c(0.7, 0.3))
traindat2 <- dat2[idx == 1, ]
testdat2 <- dat2[idx == 2, ]
dim(traindat2)
## [1] 418    3
dim(testdat2)
## [1] 182    3
```

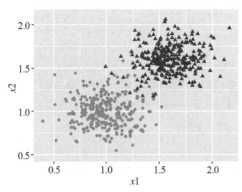

图 9-2　线性近似可分数据集散点图

3. 线性不可分数据集

```
set.seed(6)
x1 = runif(500) - 0.5
x2 = runif(500) - 0.5
y = 1 * (x1 ^ 2 - x2 ^ 2 > 0)
dat3 = data.frame(y, x1, x2)
dat3$y = as.factor(y)
idx <- sample(2, nrow(dat3), replace = TRUE, prob = c(0.7, 0.3))
traindat3 <- dat3[idx == 1, ]
testdat3 <- dat3[idx == 2, ]
dim(traindat3)
## [1] 352    3
dim(testdat3)
## [1] 148    3
```

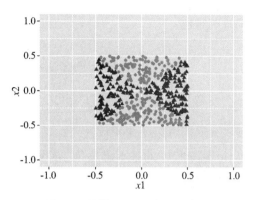

图9-3 线性不可分数据集散点图

4.皮马族印第安人妇女糖尿病检测数据集

根据世界卫生组织的标准,对居住在亚利桑那州凤凰城附近的至少21岁、具有皮马印第安血统的女性群体进行了糖尿病检测。这些数据由美国国家糖尿病、消化和肾脏疾病研究所收集。在删除(主要是缺失的)血清胰岛素数据后,使用了532条完整记录。该数据集属于MASS包,训练集名称Pima.tr包含200条记录;测试集名称Pima.te包含332条记录,共8个变量。

第二节 logistic 回归

logistic回归的假设是线性决策边界,因变量为二分类变量。回归模型的因变量和自变量之间不存在线性关系;自变量可以是连续变量、离散变量和虚拟变量;参数(偏回归系数)使用最大似然估计法计算。

R中的基本函数glm()可用于拟合logistic回归模型。glm()函数自动将预测变量中的分类变量根据因子水平编码为相应的虚拟变量0和1。以分类变量为响应变量,其余变量为预测变量。基于训练集数据框中的数据拟合logistic回归模型。

predict()函数的默认输出是$Y=1$的对数概率,指定参数type="response",即可得到$Y=1$的概率。$Y=1$的概率大于0.5的被分类为$Y=1$。

一元logistic回归

$$P(X)=\frac{e^{\beta_0+\beta_1 X}}{1+e^{\beta_0+\beta_1 X}}$$

建立模型后,可以对未知数据集进行预测,从而实现分类。模型预测的结果是得到每一个样本的响应变量取1的概率。

整理$P(X)=\frac{e^{\beta_0+\beta_1 X}}{1+e^{\beta_0+\beta_1 X}}$,可得$\frac{P(X)}{1-P(X)}=e^{\beta_0+\beta_1 X}$

其中,$\frac{P(X)}{1-P(X)}$称为发生比(odd)。

$$\frac{P(X)}{1-P(X)}=e^{\beta_0+\beta_1X} \text{ 两边同时取对数}$$

$$\log(\frac{P(X)}{1-P(X)})=\beta_0+\beta_1X$$

其中,$\log(\frac{P(X)}{1-P(X)})$称为对数发生比或分对数(logit)。

X 每增加一个单位,对数发生比增加 β_1 个单位。

极大似然法拟合 logistic 回归模型的基本思想是,寻找 $\hat{\beta_1}$ 的估计,使得预测概率(似然函数值)最大可能地与观测情况接近。

多元 logistic 回归

$$\log(\frac{P(X)}{1-P(X)})=\beta_0+\beta_1X+\cdots+\beta_pX_p$$

上式等同于

$$P(X)=\frac{e^{\beta_0+\beta_1X+\cdots+\beta_pX_p}}{1+e^{\beta_0+\beta_1X+\cdots+\beta_pX_p}}$$

1. 线性可分数据集建模与分类

```
glm.fit1 = glm(y ~ ., data = traindat1, family = binomial)
summary(glm.fit1)
## Call:
## glm(formula = y ~ ., family = binomial, data = traindat1)
##
## Deviance Residuals:
##       Min        1Q     Median        3Q        Max
## -4.545e-05  -2.100e-08  -2.100e-08  2.100e-08  6.602e-05
##
## Coefficients:
##              Estimate Std. Error z value Pr(>|z|)
## (Intercept)   -246.12  109872.10  -0.002    0.998
## x1              69.27   77786.91   0.001    0.999
## x2             121.80   88524.51   0.001    0.999
##
## (Dispersion parameter for binomial family taken to be 1)
##
##     Null deviance: 4.0887e+02  on 294  degrees of freedom
## Residual deviance: 8.8124e-09  on 292  degrees of freedom
## AIC: 6
##
## Number of Fisher Scoring iterations: 25
glm.probstr1 = predict(glm.fit1, traindat1, type = "response")
```

```
glm.predtr1 = rep ("A" , 295)
glm.predtr1[glm.probstr1 > .5] = "B"
table(glm.predtr1, traindat1$y)
##
## glm.predtr1   A    B
##           A 150    0
##           B   0  145
sum(diag(prop.table(table(glm.predtr1, traindat1$y))))
## [1] 1
glm.probste1 = predict(glm.fit1, testdat1, type = "response")
glm.predte1 = rep ("A" , 105)
glm.predte1[glm.probste1 > .5] = "B"
table(glm.predte1, testdat1$y)
##
## glm.predte1  A  B
##           A 50  0
##           B  0 55
sum(diag(prop.table(table(glm.predte1, testdat1$y))))
## [1] 1
```

2. 线性近似可分数据集建模与分类

```
glm.fit2 = glm(y ~ ., data = traindat2, family = binomial)
summary(glm.fit2)
## Call:
## glm(formula = y ~ ., family = binomial, data = traindat2)
##
## Deviance Residuals:
##      Min        1Q    Median        3Q       Max
## -2.12027  -0.01163  -0.00009   0.01851   2.28270
##
## Coefficients:
##               Estimate Std. Error z value Pr(>|z|)
## (Intercept)    -38.186      7.821  -4.883 1.05e-06 ***
## x1              14.187      3.622   3.917 8.98e-05 ***
## x2              15.101      3.522   4.288 1.80e-05 ***
## ---
## Signif. codes:  0 '***' 0.001 '**' 0.01 '*' 0.05 '.' 0.1 ' ' 1
##
## (Dispersion parameter for binomial family taken to be 1)
```

```
##
##       Null deviance: 579.433   on 417   degrees of freedom
## Residual deviance:  30.069   on 415   degrees of freedom
## AIC: 36.069
##
## Number of Fisher Scoring iterations: 10
glm.probstr2 = predict(glm.fit2, traindat2, type = "response")
glm.predtr2 = rep ("A" , 418)
glm.predtr2[glm.probstr2 > .5] = "B"
table(glm.predtr2, traindat2$y)
##
## glm.predtr2   A    B
##           A 208    3
##           B   3 204
sum(diag(prop.table(table(glm.predtr2, traindat2$y))))
## [1] 0.9856459
glm.probste2 = predict(glm.fit2, testdat2, type = "response")
glm.predte2 = rep ("A" , 182)
glm.predte2[glm.probste2 > .5] = "B"
table(glm.predte2, testdat2$y)
##
## glm.predte2  A   B
##           A 87   3
##           B  2  90
sum(diag(prop.table(table(glm.predte2, testdat2$y))))
## [1] 0.9725275
```

　　3. 线性不可分数据集建模与分类

```
glm.fit3 = glm(y ~ ., data = traindat3, family = binomial)
summary(glm.fit3)
##
## Call:
## glm(formula = y ~ ., family = binomial, data = traindat3)
##
## Deviance Residuals:
##    Min      1Q  Median     3Q     Max
## -1.301  -1.167  -1.039  1.174   1.337
##
## Coefficients:
```

```
##             Estimate Std. Error z value Pr(>|z|)
## (Intercept) -0.02114    0.10730   -0.197    0.844
## x1           0.41527    0.36761    1.130    0.259
## x2           0.37515    0.36982    1.014    0.310
##
## (Dispersion parameter for binomial family taken to be 1)
##
##     Null deviance: 487.93  on 351  degrees of freedom
## Residual deviance: 485.78  on 349  degrees of freedom
## AIC: 491.78
##
## Number of Fisher Scoring iterations: 3
glm.probstr3 = predict(glm.fit3, traindat3, type = "response")
glm.predtr3 = rep ("0" , 352)
glm.predtr3[glm.probstr3 > .5] = "1"
table(glm.predtr3, traindat3$y)
##
## glm.predtr3   0    1
##           0 106   81
##           1  72   93
sum(diag(prop.table(table(glm.predtr3, traindat3$y))))
## [1] 0.5653409
glm.probste3 = predict(glm.fit3, testdat3, type = "response")
glm.predte3 = rep ("0" , 148)
glm.predte3[glm.probste3 > .5] = "1"
table(glm.predte3, testdat3$y)
##
## glm.predte3  0  1
##           0 39 37
##           1 28 44
sum(diag(prop.table(table(glm.predte3, testdat3$y))))
## [1] 0.5608108
```

4.线性近似可分数据集训练集 ROC 曲线

受试者工作特征曲线(receiver operating characteristic curve,简称 ROC 曲线)

ROC 曲线是以灵敏度为纵坐标、特异度为横坐标绘制的曲线。曲线的横坐标和纵坐标是没有相关性的,所以不能把 ROC 曲线当作一个函数曲线来分析,灵敏度即真阳性率(TPR),特异度即为真阴性率(TNR)。

ROC 曲线描述的是分类器性能随着分类器阈值的变化而变化的过程,曲线上每个点代表一个分类器在不同阈值下的分类效果。对于 ROC 曲线,一个重要的特征是它的面积,面积为 0.5 为随机分类,识别能力为 0,面积越接近于 1 识别能力越强,面积等于 1 为完全识别。最理想的就是曲线下的面积为 1,比较理想的状态就是曲线下的面积为 0.8~0.9。

```
library(pROC)
roc <- roc(traindat2$y, glm.probstr2)#ROC 分析
plot(roc, print.auc = TRUE)
```

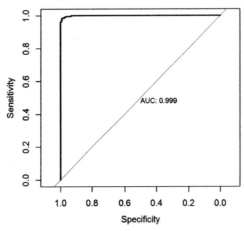

图 9–4　线性近似可分数据集训练集 ROC 曲线(print.auc = TRUE)

```
roc <- roc(traindat2$y, glm.probstr2)#ROC 分析
plot(roc, print.thres = TRUE) # 在图中显示 ROC 曲线的阈值
```

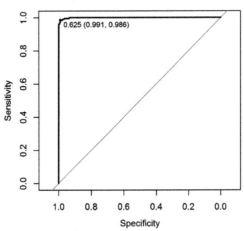

图 9–5　线性近似可分数据集训练集 ROC 曲线(print.thres = TRUE)

```
roc <- roc(traindat2$y, glm.probstr2)#ROC 分析
plot(roc, print.thres = TRUE, print.auc = TRUE)
```

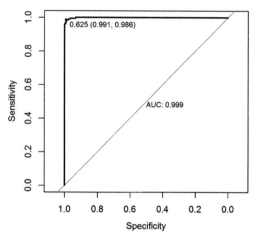

图 9-6　线性近似可分数据集训练集 ROC 曲线(print.thres = TRUE, print.auc = TRUE)

第三节　线性判别分析(LDA)

线性判别分析,在二分类问题上最早由 Fisher 在 1936 年提出,亦称 Fisher 线性判别。

LDA 的基本假设是每一类中的观测都来自一个均值不同,方差(协方差矩阵)相同的(多元)正态分布。

已知 A、B 两类观察对象,A 类有 10 个观察值,B 类有 10 个观测值,观察指标(预测变量)分别为 x_1, x_2。

一、创建数据集

```
set.seed(1)
Species = c(rep("A", 10), rep("B", 10))
x1 = c(rnorm(10, 1, 0.12), rnorm(10, 1.3, 0.12))
x2 = c(rnorm(10, 1.0, 0.13), rnorm(10, 1.3, 0.16))
dat = data.frame(Species, x1, x2)
```

二、多元正态性检验

```
library(mvnormtest)
mshapiro.test(t(dat[2:3]))


        Shapiro-Wilk normality test
data: Z
W = 0.91274, p-value = 0.07189
```

$p > 0.05$,数据服从多元正态分布。

三、协方差矩阵同质性检验

对于多元预测变量,各组协方差矩阵的同质性可用 Box's M 检验。若 $p>0.05$,即说明各组的协方差矩阵同质。Box's M 检验对正态性假设很敏感,它根据一个分类因子对从多元正态数据获得的协方差矩阵的同质性执行 Box 的 M 检验。 该测试基于卡方近似。

```
library(biotools)
boxM(dat[,-1],dat[,1])
```

```
        Box's M-test for Homogeneity of Covariance Matrices
data: dat[, -1]
Chi-Sq (approx.) = 6.1394, df = 3, p-value = 0.105
```

四、线性判别分析

```
library(MASS)
lda.fit = lda(Species ~ ., data = dat)
lda.fit
## Call:
## lda(Species ~ ., data = dat)
##
## Prior probabilities of groups:
##   A   B
## 0.5 0.5
## Group means:
##           x1        x2
## A 1.015864 0.9826225
## B 1.329861 1.3193168
##
## Coefficients of linear discriminants:
##          LD1
## x1 7.113093
## x2 6.084660
```

Prior probabilities of groups:各分类数据在总体中占的比例

Group means:两类均数

Coefficients of linear discriminants:线性判别系数

由此建立判别函数 $z = 7.113093x_1 + 6.084660x_2$

predict()函数返回一个三元列表。class 存储了 LDA 的预测结果,posterior 是一个矩阵,其中第 k 列是观测属于第 k 类的后验概率,x 是线性判别结果。

```
predict(lda.fit, data = dat)
## $class
##  [1] A A A A A A A A A A B B B A B B B B B B
## Levels: A  B
## $posterior
##                A              B
## 1  9.997697e-01 2.303025e-04
## 2  9.972085e-01 2.791483e-03
## 3  9.999939e-01 6.140163e-06
## 4  9.999592e-01 4.082022e-05
## 5  9.972544e-01 2.745579e-03
## 6  9.999958e-01 4.168592e-06
## 7  9.996457e-01 3.543091e-04
## 8  9.999897e-01 1.031428e-05
## 9  9.998357e-01 1.642542e-04
## 10 9.998636e-01 1.364431e-04
## 11 5.916578e-09 1.000000e+00
## 12 1.581198e-04 9.998419e-01
## 13 8.235827e-04 9.991764e-01
## 14 6.373175e-01 3.626825e-01
## 15 2.179332e-03 9.978207e-01
## 16 2.839507e-03 9.971605e-01
## 17 2.346089e-03 9.976539e-01
## 18 1.741512e-05 9.999826e-01
## 19 2.170531e-07 9.999998e-01
## 20 2.029022e-06 9.999980e-01
## $x
##            LD1
## 1  -1.9559952
## 2  -1.3727617
## 3  -2.8024759
## 4  -2.3600916
## 5  -1.3766446
## 6  -2.8929150
## 7  -1.8553684
## 8  -2.6813496
## 9  -2.0349378
## 10 -2.0782653
```

```
## 11   4.4242866
## 12   2.0438277
## 13   1.6582802
## 14  -0.1316485
## 15   1.4307157
## 16   1.3687671
## 17   1.4134585
## 18   2.5590244
## 19   3.5830328
## 20   3.0610607
```

五、用线性判别分析计算线性近似可分数据集的分类正确率

```
library(MASS)
lda.fit = lda(y ~ ., traindat2)
pretr = predict(lda.fit, traindat2)
table(pretr$class, traindat2$y)
##
##       A    B
##   A 208    3
##   B   3  204
sum(diag(prop.table(table(pretr$class, traindat2$y))))
## [1] 0.9856459
prete = predict(lda.fit, testdat2)
table(prete$class, testdat2$y)
##
##       A   B
##   A 86   3
##   B  3  90
sum(diag(prop.table(table(prete$class, testdat2$y))))
## [1] 0.967033
```

第四节 二次判别分析(QDA)

当不同类样本的协方差矩阵不同时,使用二次判别。在使用 qda 函数时注意:其假设是总体服从多元正态分布。QDA 应用于二次决策边界,即使决策边界是线性的,为了降低测试错误率,仍可选择 QDA,因为 QDA 更加光滑,完全可以表示一个线性决策边界。

1. 二次判别分析计算线性近似可分数据集的分类正确率

```
library(MASS)
qda.fit = qda(y ~ ., traindat2)
pretr = predict(qda.fit, traindat2)
# 训练集正确率
table(pretr$class, traindat2$y)
##
##       A    B
##    A 208    3
##    B   3  204
sum(diag(prop.table(table(pretr$class, traindat2$y))))
## [1] 0.9856459
prete = predict(qda.fit, testdat2)
# 测试集正确率
table(prete$class, testdat2$y)
##
##       A   B
##    A 86   4
##    B  3  89
sum(diag(prop.table(table(prete$class, testdat2$y))))
## [1] 0.9615385
```

2. 二次判别分析计算线性不可分数据集的分类正确率

```
library(MASS)
qda.fit3 = qda(y ~ ., traindat3)
pretr = predict(qda.fit3, traindat3)
# 训练集正确率
table(pretr$class, traindat3$y)
##
##       0    1
##    0 168   17
```

```
##    1  10 157
sum(diag(prop.table(table(pretr$class, traindat3$y))))
## [1] 0.9232955
prete = predict(qda.fit3, testdat3)
# 测试集正确率
table(prete$class, testdat3$y)
##
##       0   1
##   0  61   8
##   1   6  73
sum(diag(prop.table(table(prete$class, testdat3$y))))
## [1] 0.9054054
```

第五节　K最近邻分类算法

　　K 最近邻(K-Nearest-Neighbour,KNN)算法由 Thomas 等人在 1967 年提出,其思想是基于欧几里得定理推断未知事物的特征和哪一类已知事物的特征最接近。如果一个样本在特征空间中的 K 个最相似(即特征空间中最邻近)的样本中的大多数属于某一个类别,则该样本也属于这个类别。其中 K 通常是不大于 20 的整数。

　　KNN 算法是一个非参数方法,当决策边界高度非线性时,该方法优于 LDA 和逻辑斯蒂回归。

　　KNN 算法对于训练样本大,特征向量维度大(几百)的数据集计算复杂度高,效果不好,对于大多数特征的取值为 0 的数据集,效果尤其不好。

　　KNN 算法的核心是距离的计算,对于 KNN 算法使用最多的是欧式距离。

　　二维空间中有两个点 A(x_1,y_1)和 B(x_2,y_2),则这两个点的欧式距离计算公式如下:

$$d_{12}=\sqrt{(x_1-x_2)^2+(y_1-y_2)^2}$$

　　三维空间中的两个点,A(x_1,y_1,z_1)和 B(x_2,y_2,z_2),则这两个点的欧氏距离计算公式为:

$$d_{12}=\sqrt{(x_1-x_2)^2+(y_1-y_2)^2+(z_1-z_2)^2}$$

　　如果数据存在多个维度, 每个维度数值之间存在较大差异, 对于存在量纲差异的数据,数值差值最大的属性对计算结果起到决定性的影响。KNN 算法对数据的要求是对原数据进行标准化处理,减少因为特征值的尺度范围不同带来的干扰。

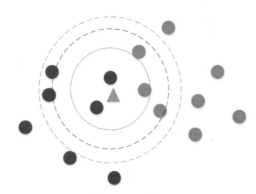

图 9-7 KNN 算法原理

不同的 K 值对最终的分类结果的影响非常明显，一般来说，K 值越大，KNN 算法的泛化能力越强，在训练集上的表现越差，当 K 值很大时，可能造成欠拟合；K 值越小，模型复杂度较高，算法在训练集上的误差越小，也更有可能导致泛化能力变差；当 K 很小时可能造成过拟合，学习的估计误差会增大。

1. 交叉验证法确定 k 值

```
set.seed(6)
x1 = runif(500) - 0.5
x2 = runif(500) - 0.5
y = 1 * (x1 ^ 2 - x2 ^ 2 > 0)
dat3 = data.frame(y, x1, x2)
dat3$y = as.factor(y)
idx <- sample(2, nrow(dat3), replace = TRUE, prob = c(0.7, 0.3))
traindat3 <- dat3[idx == 1,]
testdat3 <- dat3[idx == 2,]
dat3scale = data.frame(dat3$y, scale(dat3[, 2:3]))
library(lattice)
library(ggplot2)
library(caret)
library(MASS)
library(class)
folds <- createFolds(y = dat3scale[, 1], k = 10)
result <- c()
for (j in 1:20) {temp <- c()
  for (i in 1:10) {
    fold_test <- dat3scale[folds[[i]], ]
    fold_train <- dat3scale[-folds[[i]], ]
    result.KNN <-
knn(fold_train[, -1], fold_test[, -1], cl = fold_train[, 1], k = j)
```

```
    temp = append(temp, mean(result.KNN == fold_test[, 1]))}
  result <- append(result, mean(temp))}
plot(result, type = "o", xlab = "K", ylab = " Accuracy ")
```

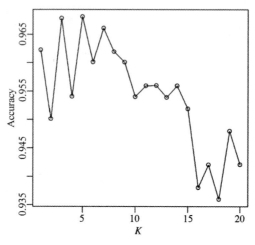

图 9-8　交叉验证法确定 *K* 值

在实际应用中,通常采用交叉验证法来来选取最优的 *K* 值。

K 最近邻法可以使用 class 包中的 knn()函数实现。该函数需要下面四个参数:

训练集预测变量矩阵;

测试集预测变量矩阵;

训练集类标签向量;

K 值,分类器使用的最近邻观测的数量。

设置种子是为了保证结果的重现性。

```
which.max(result)
## [1] 5
```

2. 计算线性不可分数据集分类正确率

```
library(class)
train_label <- traindat3[, 1]
test_label <- testdat3[, 1]
train <- data.frame(scale(traindat3[, 2:3]))
test <- data.frame(scale(testdat3[, 2:3]))
pred <- knn(train, test, train_label, k = 5)
table(test_label, pred)
##           pred
## test_label  0  1
##          0 62  5
##          1  2 79
sum(diag(prop.table(table(test_label, pred))))
```

[1] 0.9527027

第六节　基于树的分类方法

基于树的分类方法是一种非参数算法,不必担心数据是否线性可分。

一、递归分割树

递归分割树属于经典决策树,以训练集一个二元输出变量和一组预测变量为基础,被用于预测测试集中的定性变量。递归分割树采用递归二叉分裂,自上而下,在每一步选择一个最好的属性来分裂。"最好"的定义是使子节点中的训练集尽量的纯。不同的算法使用不同的指标来定义"最好"。本节介绍基尼系数作为确定二叉分裂点的准则。

基尼系数(Gini index、Gini Coefficient)是一种不等性度量,通常用来度量收入不平衡,可以用来度量任何不均匀分布,是介于0~1之间的数,0为完全相等,1为完全不相等。如果基尼系数较小,就意味着某个节点包含的观测值几乎都来自同一类别。某个节点内包含的类别越杂乱,基尼系数就越大。

建立递归分割树的步骤如下。

①选定一个最佳预测变量将全部样本分为两类,实现两类中的纯度最大化。如果预测变量连续,则选定一个分割点进行分类,使得两类纯度最大化;如果预测变量为分类变量,则对各类别进行合并再分类。

②对每一个子类别继续执行步骤①。

③重复步骤①~②,直到没有分类法能将纯度下降到一个给定阈值以下。最终的子类别即终端节点。根据每一个终端节点中样本单元的类别数众数来判别这一终端节点的所属类别。

上述算法通常会得到一棵过大的树,从而出现过拟合现象。结果是对于训练集数据以外的分类性能较差。为解决这一问题,可采用10折交叉验证法选择预测误差最小的树。

(一)使用rpart包的rpart()函数建立递归分割树模型。

1.建模

```
library(MASS)# 建模所用数据集属于MASS包
library(rpart)
Pima.rp <- rpart(type ~ ., data = Pima.tr)# 建模
Pima.rp
## n= 200
## node), split, n, loss, yval, (yprob)
##        * denotes terminal node
##
##  1) root 200 68 No (0.66000000 0.34000000)
```

```
##    2) glu< 123.5 109 15 No (0.86238532 0.13761468)
##      4) age< 28.5 74  4 No (0.94594595 0.05405405) *
##      5) age>=28.5 35 11 No (0.68571429 0.31428571)
##        10) glu< 90 9  0 No (1.00000000 0.00000000) *
##        11) glu>=90 26 11 No (0.57692308 0.42307692)
##          22) bp>=68 19  6 No (0.68421053 0.31578947) *
##          23) bp< 68 7  2 Yes (0.28571429 0.71428571) *
##    3) glu>=123.5 91 38 Yes (0.41758242 0.58241758)
##      6) ped< 0.3095 35 12 No (0.65714286 0.34285714)
##        12) glu< 166 27  6 No (0.77777778 0.22222222) *
##        13) glu>=166 8  2 Yes (0.25000000 0.75000000) *
##      7) ped>=0.3095 56 15 Yes (0.26785714 0.73214286)
##        14) bmi< 28.65 11  3 No (0.72727273 0.27272727) *
##        15) bmi>=28.65 45  7 Yes (0.15555556 0.84444444) *
```

上述输出的节点信息中,n 代表样本大小,loss 为分类错误的代价,yval 为分类结果(本列中为"no"和"yes"),yprob 为两类的百分比(左边的值为类标号为"no"的样例百分比,右边的值为类标号为"yes"的样例百分比)。

2. 模型的复杂度参数

```
printcp(Pima.rp)
## Classification tree:
## rpart(formula = type ~ ., data = Pima.tr)
##
## Variables actually used in tree construction:
## [1] age bmi bp  glu ped
##
## Root node error: 68/200 = 0.34
## n= 200
##          CP nsplit rel error  xerror    xstd
## 1 0.220588     0   1.00000  1.00000 0.098518
## 2 0.161765     1   0.77941  1.04412 0.099518
## 3 0.073529     2   0.61765  0.82353 0.093379
## 4 0.058824     3   0.54412  0.85294 0.094370
## 5 0.014706     4   0.48529  0.70588 0.088822
## 6 0.010000     7   0.44118  0.82353 0.093379
```

CP:复杂度参数,作为控制树规模的惩罚因子,CP 值越大,树分裂的规模(nsplit)越小。

nsplit:树的分支数,有 n 个分支的树将有 $n+1$ 个终端节点。

rel error:训练集中各种决策树对应的误差;当前决策树与空树之间的平均偏差之比。

xerror:使用 10 折交叉验证得到的平均误差。

xstd:交叉验证误差的标准差。

3. 绘制 CP 信息图

```
plotcp(Pima.rp)
```

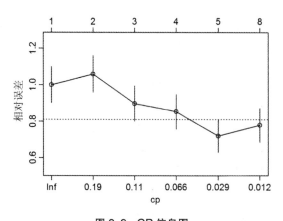

图 9-9　CP 信息图

借助 plotcp() 函数可画出交叉验证误差与复杂度参数的关系图。图 9-9 底部 X 轴为 CP 值,顶部 X 轴为树的大小,Y 轴为相对误差。

对于所有交叉验证误差在最小交叉验证误差一个标准差范围内的树，最小的树即最优的树。虚线是基于一个标准差准则得到的上限。选择虚线下最左侧 CP 值对应的树。

本例中,交叉验证误差在四次分裂后就达到了最小值(见第 5 行)。

4. 模型评价

```
set.seed(6)
tree.pred = predict(Pima.rp, Pima.te, type = "class")
table(tree.pred, Pima.te$type)
## tree.pred  No Yes
##       No  182  48
##       Yes  41  61
sum(diag(prop.table(table(tree.pred, Pima.te$type))))
## [1] 0.7319277
library(caret)
confusionMatrix(table(tree.pred, Pima.te$type))
## Confusion Matrix and Statistics
## tree.pred  No Yes
##       No  182  48
##       Yes  41  61
##
##                 Accuracy : 0.7319
##                   95% CI : (0.6808, 0.7788)
```

```
##      No Information Rate : 0.6717
##      P-Value [Acc > NIR] : 0.01042
##
##                    Kappa : 0.382
##
##  Mcnemar's Test P-Value : 0.52478
##
##              Sensitivity : 0.8161
##              Specificity : 0.5596
##           Pos Pred Value : 0.7913
##           Neg Pred Value : 0.5980
##               Prevalence : 0.6717
##           Detection Rate : 0.5482
##     Detection Prevalence : 0.6928
##        Balanced Accuracy : 0.6879
##
##         'Positive' Class : No
```

5. 剪枝

为了避免过拟合,需要去掉一部分分类描述能力比较弱的规则以提高预测正确率。

(1)分类树模型的最小交叉验证平均误差

```
min(Pima.rp$cptable[, "xerror"])
## [1] 0.7058824
```

(2)定位交叉验证平均误差最小的记录

```
which.min(Pima.rp$cptable[, "xerror"])
## 5
```

(3)获取交叉验证平均误差最小记录的成本复杂度参数值

```
Pima.cp <- Pima.rp$cptable[5, "CP"]
Pima.cp
## [1] 0.01470588
```

(4)将交叉验证平均误差最小记录的成本复杂度参数设置为参数 CP,进行剪枝

```
prune.tree <- prune(Pima.rp, cp = Pima.cp)
```

6. 剪枝后的模型评价

```
prune.pred <- predict(prune.tree, Pima.te, type = "class")
table(Pima.te$type, prune.pred)
##       prune.pred
##        No Yes
##   No  193  30
##   Yes  51  58
```

```
sum(diag(prop.table(table(Pima.te$type, prune.pred))))
## [1] 0.7560241
```

7. 决策树可视化

(1)rpart.plot 包可视化

```
library(rpart.plot)
rpart.plot(prune.tree, type = 2, extra = 104)
```

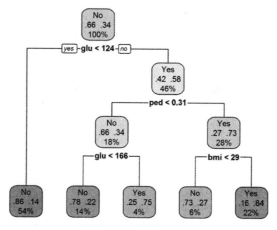

图 9-10 决策树可视化

(2)partykit 包可视化

```
library(partykit)
as.party(prune.tree)
## Model formula:
## type ~ npreg + glu + bp + skin + bmi + ped + age
## Fitted party:
## [1] root
## |   [2] glu < 123.5: No (n = 109, err = 13.8%)
## |   [3] glu >= 123.5
## |   |   [4] ped < 0.3095
## |   |   |   [5] glu < 166: No (n = 27, err = 22.2%)
## |   |   |   [6] glu >= 166: Yes (n = 8, err = 25.0%)
## |   |   [7] ped >= 0.3095
## |   |   |   [8] bmi < 28.65: No (n = 11, err = 27.3%)
## |   |   |   [9] bmi >= 28.65: Yes (n = 45, err = 15.6%)
##
## Number of inner nodes:    4
## Number of terminal nodes: 5
plot(as.party(prune.tree))
```

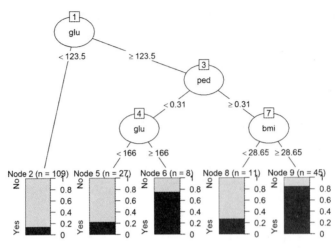

图 9-11　剪枝后的分类树

　　图 9-11 是经过剪枝后的分类树,有 5 个终端节点,由左向右依次为节点 2、节点 5、节点 6、节点 8、节点 9。

表 9-1　终端节点与分支条件

终端节点	分支条件	是否有糖尿病
节点 2	glu<123.5	No
节点 5	glu≥123.5,ped<0.31,glu<166	No
节点 6	glu≥123.5,ped<0.31,glu≥166	Yes
节点 8	glu≥123.5,ped≥0.31,bmi<28.65	No
节点 9	glu≥123.5,ped≥0.31,bmi≥28.65	Yes

　　(二)tree 包构建递归分割树

　　tree 包基于二分递归分割技术的 CART 算法,生成的决策树是二叉树。

　　1. 构建和描述分类树

```
library(MASS)
library(tree) # 加载 tree 包以建立分类树
tree.pima = tree(type ~ ., Pima.tr)
summary(tree.pima)
## Classification tree:
## tree(formula = type ~ ., data = Pima.tr)
## Variables actually used in tree construction:
## [1] "glu"   "age"   "npreg" "bp"    "bmi"   "ped"
## Number of terminal nodes: 20
## Residual mean deviance: 0.4425 = 79.66 / 180
## Misclassification error rate:0.115 = 23 / 200
```

　　结果分以下四部分:

①用于生成终端结点的所有变量；

②Number of terminal nodes:终端结点个数；

③Residual mean deviance:输出的平均残差；

④Misclassification error rate:训练错误率。

2. 评价分类树

为评价分类树的分类效果，必须估计测试误差，而不是仅仅计算训练误差。将所有观测值分为训练集和测试集两部分，用训练集建立分类树，在测试集上评估此树的预测效果。可以用函数 predict() 完成这一任务。在分类树情况下，参数 type="class" 使 R 返回真实的预测类别。

用训练集建立分类树，在测试集上评估该分类树的预测效果。函数 predict() 的参数 type="class"。

```
pima.pred = predict(tree.pima, Pima.te, type = "class")
table(pima.pred, Pima.te$type)
## pima.pred  No Yes
##       No  170  45
##       Yes  53  64
sum(diag(prop.table(table(pima.pred, Pima.te$type))))
## [1] 0.7048193
```

结果显示，这种方法能对测试集上约 70.48% 的数据作出正确预测。

3. 剪枝

树方法的精髓就是特征划分，从第一次分裂开始就要考虑如何最大程度改善误差率（分类树），然后持续进行二叉分裂，直到分裂结束。后面的划分并不作用于全体数据集，而是作用于上次划分时落到这个分支之下的那部分数据。这个自顶向下的二叉分裂过程被称为"递归划分"。最大程度改善误差率（分类树），这样做的结果可能会生成一个带有无效分支的树，尽管偏差很小，但是方差很大。为了避免这个问题，生成完整的树之后，要对树进行剪枝，剪枝的目的是防止过拟合。

一棵分裂点较少的树会有更好的解释性。如果分类树过于复杂，在训练集中取得良好的预测效果，却很有可能造成数据过拟合，导致在测试集上效果不佳。

用函数 cv.tree() 执行交叉验证以确定最优的模型。参数 FUN=prune.misclass，用分类错误率来控制交叉验证和剪枝过程。函数 cv.tree() 给出了每棵树的终端节点数 (size)，相应的分类错误率 (dev) 以及使用的成本复杂性参数值 (k)。

```
cv.Pima = cv.tree(tree.pima, FUN = prune.misclass)
plot(cv.Pima$size, cv.Pima$dev, type = "b")
```

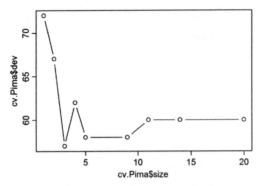

图 9-12 交叉验证以确定最优的模型

```
prune.Pima = prune.misclass(tree.pima, best = 5)
plot(prune.Pima)
text(prune.Pima, all = T)
```

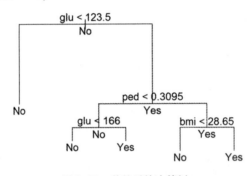

图 9-13 剪枝后的决策树

决策树通常是从上而下绘制的,树叶位于底部。沿树将预测变量空间分开的点为内部结点。树内部各个结点的连接部分称为分支。

顶部分裂点将变量 glu<123.5 的观测值分配到左边的分支,而 glu>=123.5 的观测值分配到右边的分支,再根据 ped 的值进一步分枝。

这棵树有 4 个内部节点和 5 个终端节点(树叶),每个树叶上的标记表示落在这个树叶处的分类结果。上述分类树中,变量 glu 是最重要因素。

剪枝后的树在测试集上的分类效果:

```
pru.pred = predict(prune.Pima, Pima.te, type = "class")
table(pru.pred, Pima.te$type)
## pru.pred  No Yes
##      No  193  51
##      Yes  30  58
sum(diag(prop.table(table(pru.pred, Pima.te$type))))
## [1] 0.7560241
```

剪枝后的树在测试集上约 75.60%的数据作出正确预测,剪枝提高了分类的准确性。

二、条件推断树

条件推断树(conditional inference tree)是传统决策树的一种重要变体,条件推断树与传统决策树类似,但变量和分割的选取是基于显著性检验的,而不是基尼系数。显著性检验是置换检验。条件推断树的算法如下:

①对输出变量与每个预测变量间的关系计算 p 值;

②选取 p 值最小的变量;

③在因变量与被选中的变量间尝试所有可能的二元分割(通过排列检验),并选取最显著的分割;

④将数据集分成两群,并对每个子群重复上述步骤;

⑤重复直至所有分割都不显著或已到达最小节点为止。

条件推断树模型可由 party 包中的 ctree()函数创建。

```
library(party)
ctree.model <- ctree(type ~ ., data = Pima.tr)
ctree.model
##
##    Conditional inference tree with 4 terminal nodes
##
## Response： type
## Inputs： npreg, glu, bp, skin, bmi, ped, age
## Number of observations： 200
##
## 1) glu <= 123; criterion = 1, statistic = 45.693
##    2) npreg <= 6; criterion = 0.991, statistic = 10.321
##      3)*  weights = 98
##    2) npreg > 6
##      4)*  weights = 11
## 1) glu > 123
##    5) ped <= 0.305; criterion = 0.98, statistic = 8.855
##      6)*  weights = 35
##    5) ped > 0.305
##      7)*  weights = 56
```

模型可视化

```
plot(ctree.model)
```

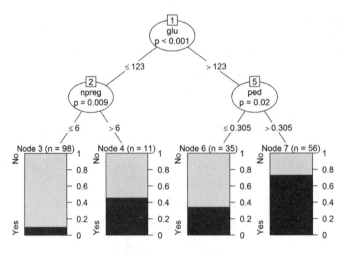

图9-14 条件推断树

模型评价：

```
ctree.predict <- predict(ctree.model, Pima.te)
table(ctree.predict, Pima.te$type)
## ctree.predict  No Yes
##            No  184  51
##            Yes  39  58
sum(diag(prop.table(table(ctree.predict, Pima.te$type))))
## [1] 0.7289157
```

三、装袋法(Bagging)

装袋法又称自助法聚集。通过自助法抽样 B 个子集样本,建立 B 棵决策树,不必剪枝。当决策树输出的是类标记时,bagging 采用的是投票法,即将结果预测为得票最多的类别。

```
set.seed(16)# 设置种子的目的保证结果的重现性
library(randomForest)
bag = randomForest(type ~ .,
                 data = Pima.tr,
                 mtry = 7,
                 importance = T)
predbag <- predict(bag, Pima.te, type = "class")
table(predbag, Pima.te$type)
##
## predbag  No Yes
##      No  186  42
##      Yes  37  67
sum(diag(prop.table(table(predbag, Pima.te$type))))
```

```
## [1] 0.7620482
```

importance(bag)#浏览各变量的重要性

```
##                   No        Yes MeanDecreaseAccuracy MeanDecreaseGini
## npreg 12.0468144 -3.2630020             9.0755852         6.234104
## glu   16.6696696 15.5992874            21.5668895        27.935678
## bp     8.2168550 -9.4994496             1.3322588         7.030765
## skin  -0.1094673 -0.9841291            -0.7438527         7.841428
## bmi    4.3269317  8.9054755             8.9095732        12.690144
## ped    9.7518254  5.6683845            10.6080194        14.812078
## age   15.4562758  1.7786968            13.8964910        12.625403
```

varImpPlot(bag)

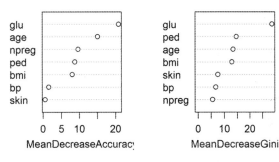

图9-15　变量重要性

四、随机森林

随机森林通过将多个弱学习器(单棵决策树)组合得到一个强学习器,属于非参数模型。

随机森林克服了单棵决策树容易过拟合的缺点,模型效果在准确性和稳定性方面都有显著提升。但对小数据集和低维数据集的分类不一定得到很好的效果。

在建立每一棵决策树的过程中,首先是两个随机采样的过程,即行采样和列采样。对于行采样,采用有放回的方式。对于列采样,从 M 个预测变量中,选择 m 个($m \ll M$),通常 $m \approx \sqrt{p}$。分裂点所用的预测变量只能从这 m 个变量中选择一个最具有分类能力的特征进行节点分裂,在每个分裂点处都重新进行抽样,对采样之后的数据使用完全分裂的方式建立决策树。

随机森林是由很多决策树构成的,不同决策树之间没有关联。当进行分类任务时,新的输入样本进入,让森林中的每一棵决策树分别进行判断和分类,每个决策树会得到一个自己的分类结果,决策树的分类结果中哪一个分类最多,随机森林就会把这个结果当作最终的结果。

randomForest 包中的 randomForest()函数基于传统决策树生成随机森林。

1. 建模

library(MASS)

library(randomForest)

```
set.seed(123)
rf.pima <- randomForest(type ~ ., Pima.tr)
rf.pima
## Call：
##   randomForest(formula = type ~ ., data = Pima.tr)
##                   Type of random forest：classification
##                         Number of trees：500
## No. of variables tried at each split：2
##
##            OOB estimate of  error rate：28.5%
## Confusion matrix：
##        No Yes class.error
## No   110  22   0.1666667
## Yes   35  33   0.5147059
```

2. 评估每个预测变量的重要性

```
importance(rf.pima)
##         MeanDecreaseGini
## npreg        9.314402
## glu         21.995254
## bp           8.356950
## skin         9.154016
## bmi         12.880978
## ped         13.596060
## age         14.233440
varImpPlot(rf.pima)
```

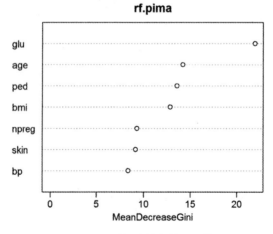

图 9-16 随机森林变量重要性

图 9-16 中,变量重要性是指每个变量对基尼指数平均减少量的贡献。

模型评价:

```
rf.pima.test <- predict(rf.pima, Pima.te, type = "response")
table(rf.pima.test, Pima.te$type)
##
## rf.pima.test  No Yes
##          No  193  46
##          Yes  30  63
sum(diag(prop.table(table(rf.pima.test, Pima.te$type))))
## [1] 0.7710843
```

party 包中的 cforest()函数基于条件推断树生成随机森林。当预测变量间高度相关时,基于条件推断树的随机森林可能效果更好。

```
library(party)
library(MASS)
set.seed(123)
crf <- cforest(type ~ ., data = Pima.tr)
print(crf)
##
##   Random Forest using Conditional Inference Trees
##
## Number of trees: 500
##
## Response: type
## Inputs: npreg, glu, bp, skin, bmi, ped, age
## Number of observations: 200
varimpt <- data.frame(varimp(crf))
varimpt
##          varimp.crf.
## npreg  0.0044931507
## glu    0.0763561644
## bp    -0.0016164384
## skin   0.0009863014
## bmi    0.0124657534
## ped    0.0210684932
## age    0.0200000000
crf.pima.test <- predict(crf, newdata = Pima.te, type = "response")
table(crf.pima.test, Pima.te$type)
##
```

```
## crf.pima.test  No Yes
##           No 197  47
##          Yes  26  62
sum(diag(prop.table(table(crf.pima.test, Pima.te$type))))
## [1] 0.7801205
```

五、提升法

与装袋法不同,装袋法的每一步都是独立抽样的,提升法每一次迭代则是基于前一次的数据进行修正,提高前一次模型中分错样本在下次抽中的概率。

```
library(gbm)
## Loaded gbm 2.1.8
library(MASS)
set.seed(1)
Pima.tr$type = ifelse(Pima.tr$type == "Yes", 1, 0)
boost <- gbm(type ~ ., data = Pima.tr, distribution = "bernoulli")
yhat.boost = predict(boost, newdata = Pima.te)
## Using 100 trees...
yhat.pred = rep(0, length(yhat.boost))
yhat.pred[yhat.boost > 0.5] = 1
table(yhat.pred, Pima.te$type)
## yhat.pred  No Yes
##         0 209  58
##         1  14  51
sum(diag(prop.table(table(yhat.pred, Pima.te$type))))
## [1] 0.7831325
```

第七节　支持向量机

支持向量机(Support Vector Machines,SVM)于 1964 年被提出,在 20 世纪 90 年代后得到快速发展,是适应性最广的分类器之一。

对于线性可分的数据而言,分离超平面有无穷多个,但最大间隔超平面(也叫最优分离超平面)是唯一的。支持向量机构建了一个超平面,使得两个类的边缘间隔最大,定义最大间隔超平面的向量被称为支持向量。由于支持向量在确定最大间隔超平面的时候起着决定性的作用,所以将这种分类模型称作支持向量机。机表示一种算法。

支持向量机的原理是寻找一个超平面来对样本进行分割,分割的原则是间隔最大化。由简至繁的模型包括以下几种。

当训练样本线性可分时,通过硬间隔最大化,学习一个线性可分支持向量机。

当训练样本近似线性可分时,通过软间隔最大化,学习一个线性支持向量机。

当训练样本线性不可分时,通过核技巧和软间隔最大化,学习一个非线性支持向量机。

高维数据可以用SVM,这是因为模型的复杂程度只取决于支持向量而不是数据集的维度,这在某种意义上避免了"维数灾难"。SVM不适用于超大数据集。

一、硬间隔分类器

能够把两个类别完全分离的超平面叫硬间隔,硬间隔分类器适用于线性可分的数据。

线性可分是描述二分类数据集的,所谓可分指没有误差地分开。在 p 维空间中,超平面是 $p-1$ 维的平面仿射子空间。例如,在二维空间中,超平面是一条直线;在三维空间中,超平面是一个平面;当 $p>3$ 时,超平面是一个 $p-1$ 维的平面子空间。超平面将 p 维空间分成了两部分。判断数据是否线性可分,把不同样本集用凸包包起来,判断不同凸包的边是否有交叉。

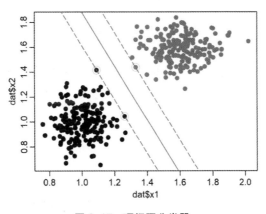

图 9-17　硬间隔分类器

图 9-17 中所有观测被分成两类,最大间隔超平面是图中的实线。图中虚线所示的两个平行超平面之间的距离称为间隔,落在虚线上的点是支持向量。

二、软间隔分类器

软间隔分类器主要是用于处理线性近似可分的训练样本。由于硬间隔分类器使用了硬间隔最大化,因此无法做到对异常值的处理。

线性近似可分训练样本中的离群点会引起超平面发生变动,最终影响模型的泛化效果。为了缓解这些问题,引入了"软间隔",即允许一些样本点跨越间隔边界甚至是超平面。

实际应用中,很少会有一个超平面能将不同类别数据完全分开,所以对划分边界近似线性的数据使用软间隔的方法,允许数据跨过超平面,这样会使一些样本分类错误;通过对分类错误样本加以惩罚,可以在最大间隔和确保划分超平面正确分类之间寻找一个平衡。

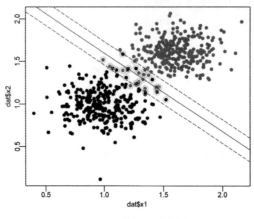

图 9-18　软间隔分类器

三、线性近似可分训练样本的分类

线性近似可分训练样本的分类使用线性核函数,主要的调参目标是 C。

cost(惩罚系数 C)主要是平衡模型的复杂度和误分类率这两者之间的关系,为正则化系数。惩罚系数 C 越大,模型对误差的惩罚越大,损失函数也越大,支持向量越少,支持向量和超平面变得越复杂,容易过拟合。惩罚系数 C 越小,选择的支持向量越多,分类边界更平滑,有可能导致欠拟合。

R 包 e1071 提供了构建支持向量机模型的 svm()函数。

```
# 默认参数构建支持向量机
library(e1071)
svm.model <- svm(y ~ ., traindat2, kernel = "linear")
summary(svm.model)
##
## Call:
## svm(formula = y ~ ., data = traindat2, kernel = "linear")
##
##
## Parameters:
##    SVM-Type:  C-classification
##  SVM-Kernel: linear
##        cost: 1
##
## Number of Support Vectors: 24
##
##  ( 12 12 )
##
```

```
##
## Number of Classes： 2
##
## Levels：
##   A  B
```

其中,SVM-Type：C-classification,说明本模型的类别为 C 分类器模型;

SVM-Kernel：linear,表明使用的核函数是线性核函数。

cost：1,说明核函数中参数 cost 的取值为 1;即本模型确定的约束违反成本为 1;

此外可以看到,模型找到了 24 个支持向量:第一类包含有 12 个支持向量,第二类包含有 12 个支持向量。

最后一行说明模型中的两个类别分别为 A 和 B。

```
svm.pred <- predict(svm.model, newdata = testdat2)
table(svm.pred, testdat2$y)
##
## svm.pred  A  B
##        A 87  5
##        B  2 88
sum(diag(prop.table(table(svm.pred, testdat2$y))))
## [1] 0.9615385
# 调用 tune.svm 函数进行交叉验证选择最优 cost
tuned <- tune.svm(y ~ .,
                  data = traindat2,
                  kernal = 'linner',
                  cost = 10 ^ (-3:2))
# 使用由 tuning 函数得到的最佳参数设置支持向量机:
model.tuned <- svm(y ~ ., traindat2,
cost = tuned$best.parameters$cost)
summary(model.tuned)
##
## Call：
## svm(formula = y ~ ., data = traindat2,
cost = tuned$best.parameters$cost)
##
##
## Parameters：
##     SVM-Type： C-classification
##   SVM-Kernel： radial
##         cost： 0.01
```

```
##
## Number of Support Vectors：316
##
##  （158 158 ）
##
##
## Number of Classes：2
##
## Levels:
##  A  B
tuned.pred <- predict(model.tuned, newdata = testdat2)
table(tuned.pred, testdat2$y)
## tuned.pred  A  B
##          A 86  3
##          B  3 90
sum(diag(prop.table(table(tuned.pred, testdat2$y))))
## [1] 0.967033
```

四、线性不可分训练样本的分类

针对线性不可分的问题，通常会用核函数将样本从原始空间映射到一个更高维的特征空间，使得样本在这个特征空间内线性可分。

图 9-19 显示原来在二维空间不可分的两类样本点，在映射到三维空间后变为线性可分。

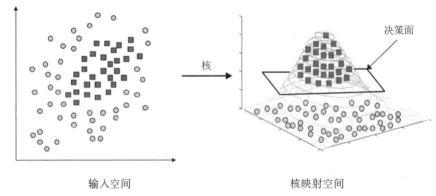

图 9-19　从原始空间映射到一个更高维的特征空间

高斯核函数在 SVM 中也称为径向基核函数，它是 svm()函数默认的核函数。svm()函数通过径向基函数(RBF)将对象映射到高维空间，可以应对线性不可分的数据。在用带 RBF 核的 SVM 拟合模型时，gamma 和 cost 是重要的参数。

gamma 控制最优分离超平面的形状，gamma 越大，支持向量越少，模型会变得更复杂。gamma 越小,支持向量越多。

cost(惩罚系数 C)主要是平衡模型的复杂度和误分类率这两者之间的关系,为正则化系数。惩罚系数 C 越大,模型对误差的惩罚越大,损失函数也越大,支持向量越少,支持向量和超平面变得越复杂,容易过拟合。惩罚系数 C 越小,选择的支持向量越多,分类边界更平滑,有可能导致欠拟合。

默认情况下,gamma 为预测变量个数的倒数,惩罚系数 C 默认值 1.0(必须大于 0)。

与直接使用默认值相比,有时 gamma 和 cost 的不同组合,可能生成更有效的模型。特别是对于线性不可分的数据。

使用 RBF 核函数,C 参数和 gamma 参数需要同时优化。如果 gamma 很大,C 的影响可以忽略不计。如果 gamma 很小,C 对模型的影响就像它对线性模型的影响一样。C 和 gamma 的典型值如下。

```
0.0001 < gamma < 10
0.1 < c < 100
```

核函数的参数是支持向量机中的重要参数。可通过交叉验证的方式确定。tune.svm 函数可自动实现 10 折交叉验证,并给出预测误差最小时的参数值。其基本语法如下:

tune.svm(formula=R 公式, data= 数据集名称, scale=TRUE/FALSE, type= 支持向量机类型 , kernel= 核函数类型 ,gamma= 参数向量 , cost= 参数向量 , na.action=na.omit/na.fail)

tune.svm 函数的返回是列表对象, 包括 best.parameters, best.performance, best.model 成分,存储预测误差最小时的参数、预测误差以及相应参数下的模型的基本信息等。

```
library(e1071)
# 默认参数
radial.svm <- svm(y ~ ., data = traindat3)
radial.test <- predict(radial.svm, newdata = testdat3)
table(radial.test, testdat3$y)
## radial.test  0  1
##           0 62  2
##           1  5 79
sum(diag(prop.table(table(radial.test, testdat3$y))))
## [1] 0.9527027
# 参数优化
radial.tune <-
  tune.svm(y ~ ., data = traindat3,
    kernel = "radial", gamma = 10 ^ (-6:-1), cost = 10 ^ (-1:2))
summary(radial.tune)
## Parameter tuning of 'svm':
## - sampling method: 10-fold cross validation
```

```
## - best parameters:
##   gamma cost
##    0.1  100
## - best performance: 0.01706349
##
## - Detailed performance results:
##    gamma  cost      error dispersion
## 1  1e-06   0.1 0.55658730 0.09511754
## 2  1e-05   0.1 0.55658730 0.09511754
## 3  1e-04   0.1 0.55658730 0.09511754
## 4  1e-03   0.1 0.55658730 0.09511754
## 5  1e-02   0.1 0.55103175 0.08942586
## 6  1e-01   0.1 0.39507937 0.11280753
## 7  1e-06   1.0 0.55658730 0.09511754
## 8  1e-05   1.0 0.55658730 0.09511754
## 9  1e-04   1.0 0.55658730 0.09511754
## 10 1e-03   1.0 0.55658730 0.09511754
## 11 1e-02   1.0 0.52523810 0.11138088
## 12 1e-01   1.0 0.08531746 0.05863147
## 13 1e-06  10.0 0.55658730 0.09511754
## 14 1e-05  10.0 0.55658730 0.09511754
## 15 1e-04  10.0 0.55658730 0.09511754
## 16 1e-03  10.0 0.52809524 0.11202459
## 17 1e-02  10.0 0.33531746 0.04677268
## 18 1e-01  10.0 0.02833333 0.02675504
## 19 1e-06 100.0 0.55658730 0.09511754
## 20 1e-05 100.0 0.55658730 0.09511754
## 21 1e-04 100.0 0.52809524 0.11202459
## 22 1e-03 100.0 0.47428571 0.11385390
## 23 1e-02 100.0 0.07674603 0.05707674
## 24 1e-01 100.0 0.01706349 0.01992838
```

　　调整支持向量机可以采用试错法来寻找最佳的 gamma 和惩罚因子，需要采用不同的参数组合以训练出不同的支持向量机。svm.tune 函数使用了 24 组不同的参数组合，函数采用 10 遍交叉检验的方法获得每次组合的错误偏差，最后选择误差最低的最优参数组合。

```
model.tuned <-svm(y ~ ., data = traindat3,
    gamma = radial.tune$best.parameters$gamma,
    cost = radial.tune$best.parameters$cost)
```

```
summary(model.tuned)
## Call:
## svm (formula = y ~ ., data = traindat3, gamma = radial.tune$best.
parameters$gamma,
##       cost = radial.tune$best.parameters$cost)
## Parameters:
##     SVM-Type:  C-classification
##   SVM-Kernel:  radial
##         cost:  100
##
## Number of Support Vectors:  61
##
## ( 31 30 )
##
##
## Number of Classes:  2
##
## Levels:
##  0 1
tuned.test <- predict(model.tuned, newdata = testdat3)
table(tuned.test, testdat3$y)
## tuned.test  0  1
##           0 66  1
##           1  1 80
sum(diag(prop.table(table(tuned.test, testdat3$y))))
## [1] 0.9864865
# 第二种计算方法(等同于 model.tuned 模型)
best.radial <- radial.tune$best.model
best.test <- predict(best.radial, newdata = testdat3)
table(best.test, testdat3$y)
## best.test  0  1
##          0 66  1
##          1  1 80
sum(diag(prop.table(table(best.test, testdat3$y))))
## [1] 0.9864865
library(e1071)
library(pROC)
svm_model <- svm(y ~ ., data = traindat3)
```

```
svm_pred = predict(svm_model, testdat3, decision.values = TRUE)
testdat3$svm_pred = svm_pred
table(testdat3$y, svm_pred)
##      svm_pred
##       0  1
##    0 62  5
##    1  2 79
roc <- roc(testdat3$y, as.numeric(svm_pred))
plot(roc, print.auc = T)
```

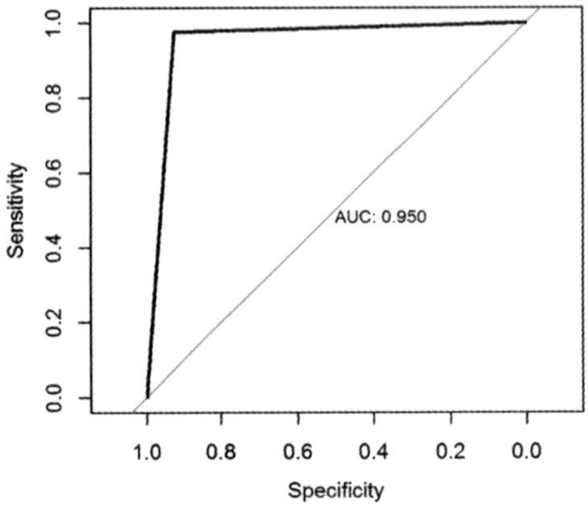

图 9-20 ROC 曲线

第十章 主成分分析(PCA)

1. 概述

数据挖掘过程中经常会遇到有很多特征可以用,但有的时候数据中存在很多冗余,也就是说变量存在相关性。当两个变量之间有一定相关关系时,可以解释为这两个变量反映的信息有一定的重叠。共线性会造成模型不稳定,数据微小的变化会造成模型结果很大的变化。

主成分分析(PCA)是一种无监督的数据降维方法。它能将相关变量转化为一组不相关的成分变量,并且尽可能地保留原始数据集的信息,这些不相关的成分变量称为主成分。

当数据集中的变量高度相关时,PCA方法特别有用。PCA可将原始变量减少为较少数量的新变量(主成分),这些主成分解释原始变量中的大部分方差。

k个变量生成k个主成分,每个主成分都是k个变量的加权组合。第一主成分对方差的解释最大。第二主成分对方差的解释排第二,同时与第一主成分正交(不相关)。后面每一个主成分都最大化它对方差的解释程度,同时与之前所有的主成分都正交。

2. 适用条件

做主成分分析的变量,一是变量之间要有显著的相关性,二是变量的数目比较多,在决定做主成分分析之前,应该诊断一下原始变量是否符合要求,当原始数据大部分变量的相关系数都小于0.3时,运用主成分分析不会取得很好的效果。

3. 数据格式

主成分分析使用数据矩阵,如果数据集中含有分类变量,需要删除。

确保分析使用的数据矩阵中没有缺失值。

sum(is.na())统计数据集中缺失值的数量,如果有缺失值,使用na.omit()函数删除缺失值。

若特征属性具有相同的量纲,不需要做标准化处理;否则,prcomp()函数加选项scale=TRUE对数据集进行标准化处理。

主成分分析对数据标准化的目的是为了统一变量的单位。中心化是PCA本身流程的一部分。如果数据的量纲不同,不同维度间差异很大,应该对数据做标准化预处理。

4. 数据集

iris数据集由Edgar Anderson(1935)收集,1936年在著名的统计学家和生物学家R.A Fisher发表的文章「The use of multiple measurements in taxonomic problems」中被使用,用其作为线性判别分析的一个例子。

iris数据集是R内置数据集之一,包含150条记录(行)和5个变量(列),变量名分别为萼片长度(Sepal.Length)、萼片宽度(Sepal.Width)、花瓣长度(Petal.Length)、花瓣宽度 (Petal.Width)和品种(Species)。长度和宽度的单位均为厘米,品种分别为山鸢尾(Setosa),杂色鸢尾(Versicolour)和维吉尼亚鸢尾(Virginica),每一类鸢尾花有 50 条记录。

iris 数据集的相关系数热力图:

```
library(corrplot)
mcor <- cor(iris[, 1:4])#取数据集前 4 列,计算相关矩阵并赋值给 mcor
col <- colorRampPalette(c("#BB4444", "#EE9988", "#FFFFFF",
"#77AADD", "#4477AA"))
corrplot(mcor, type = {"lower"},
  tl.col = "black", tl.srt = 0, col = col(200),
  addCoef.col = "black")
```

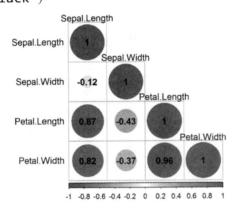

图 10-1　相关系数热力图

从图 10-1 可以看出,萼片的宽度和长度不相关,花瓣的宽度和长度则高度相关。

5. R 语言主成分分析

用 prcomp()函数进行主成分分析 #prcomp()函数为 R 内置函数,无需加载 R 包。

(1)选取主成分

①使用主成分分析结果的统计描述

```
pr.out = prcomp(iris[, 1:4])
summary(pr.out)
## Importance of components:
##                          PC1     PC2     PC3     PC4
## Standard deviation     2.0563 0.49262 0.2797 0.15439
## Proportion of Variance 0.9246 0.05307 0.0171 0.00521
## Cumulative Proportion  0.9246 0.97769 0.9948 1.00000
```

第一行是每个主成分的标准差;第二行是每个主成分的方差解释比例,可以看到,第一主成分解释了数据中 92.46%的方差。

通常选取主成分 m 个,使主成分的累积方差贡献率达到 85%以上。累积方差贡献率为 85%,说明这 m 个主成分包含了原始变量 85%的信息。

②碎石图(图 10-2):碎石图是表现各个主成分贡献率的图形,一般第一主成分贡献率最大,后面的主成分的贡献率较小。碎石图可以帮助我们确定取几个主成分,图形的前面部分越陡峭说明降维的效果越好。也可以通过累计贡献率(累计方差比例)确定选取几个主成分,一般设定一个阈值,如 85%。

```
library(factoextra)
fviz_eig(pr.out, addlabels = TRUE)
```

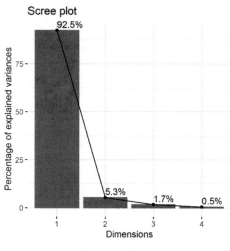

图 10-2 碎石图

③特征值:

```
library(factoextra)
get_eigenvalue(pr.out)
##        eigenvalue variance.percent cumulative.variance.percent
## Dim.1 4.22824171       92.4618723                    92.46187
## Dim.2 0.24267075        5.3066483                    97.76852
## Dim.3 0.07820950        1.7102610                    99.47878
## Dim.4 0.02383509        0.5212184                   100.00000
```

每个主成分保留的方差量是通过特征值来衡量的。主成分的特征值可以帮助确定保留主成分个数,Kaiser-Harris 准则建议保留特征值大于 1 的主成分。

(3)变量对主成分的贡献

①主成分载荷信息:

```
pr.out$rotation
##                     PC1         PC2         PC3        PC4
## Sepal.Length  0.36138659 -0.65658877  0.58202985  0.3154872
## Sepal.Width  -0.08452251 -0.73016143 -0.59791083 -0.3197231
## Petal.Length  0.85667061  0.17337266 -0.07623608 -0.4798390
## Petal.Width   0.35828920  0.07548102 -0.54583143  0.7536574
```

　　主成分载荷反映了主成分与原始变量之间的相互关联程度,这些系数代表关联程度。每一列代表一个主成分作为原来变量线性组合的系数。系数的绝对值越大,主成分对该变量的代表性越大。

　　②主成分分析双标图(图 10-3):

　　factoextra 包封装了包括分析结果提取和基于 ggplot2 的数据可视化的函数。

```
fviz_pca_biplot(pr.out,
                repel = TRUE,
                col.var = "#2E9FDF",
                col.ind = "#696969")
```

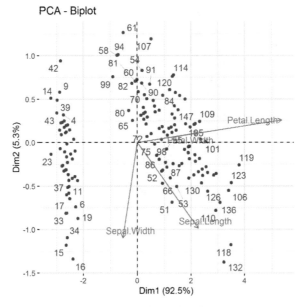

图 10-3　主成分分析双标图

　　主成分分析双标图仅在少量变量和观测时才有用,否则将无法辨认。

　　图 10-3 中的点代表的是观测值, 点之间的距离反映它们对应的样本之间的差异大小,两点相距较远,对应样本差异大;两点相距较近,对应样本差异小,存在相似性。

　　两向量余弦值绝对值的大小反映两向量间的相关性大小, 值越大表明两个向量对应的属性之间相关性越高。当两个向量近似垂直时,两个属性之间相关性很弱,几乎互不影响。

　　图 10-3 中的箭头方向代表了与两个主成分的相关性方向, 箭头的长短说明该变量在前两个主成分中的代表性。Petal.Length 对于 PC1 的贡献大, 方向偏向 x 轴方向;Sepal width 对 PC2 的贡献大,方向偏向 y 轴。长度越长,相对影响越大。

　　③每个变量对 PC1 的贡献率:

```
fviz_contrib(pr.out, choice = "var", axes = 1, top = 10)
```

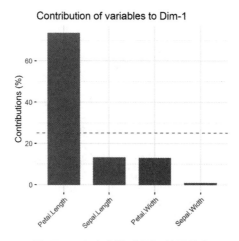

图 10-4　每个变量对 PC1 的贡献率

每个变量对 PC2 的贡献率:

```
fviz_contrib(pr.out, choice = "var", axes = 2, top = 10)
```

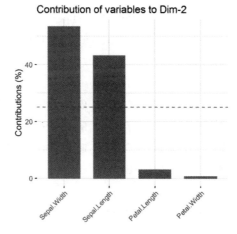

图 10-5　每个变量对 PC2 的贡献率

图 10-5 中的虚线表示预期的平均贡献, 贡献大于此截止值的变量可被视为对组件的重要贡献。

提取变量对主成分的贡献结果:

```
pr.out = prcomp(iris[, 1:4])
var <- get_pca_var(pr.out)
var$contrib
##                  Dim.1       Dim.2       Dim.3      Dim.4
## Sepal.Length 13.0600269 43.1108815 33.8758748  9.953217
## Sepal.Width   0.7144055 53.3135721 35.7497361 10.222286
## Petal.Length 73.3884527  3.0058080  0.5811939 23.024545
## Petal.Width  12.8371149  0.5697384 29.7931952 56.799951
```

贡献值越大,变量对主成分的贡献越大。

```
library(corrplot)
corrplot(var$contrib, is.corr = F)
```

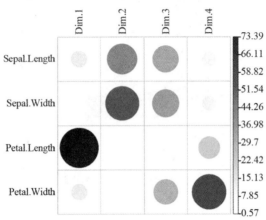

图 10-6　变量对主成分的贡献结果

④质量图(图 10-7):变量在 PCA 结果里面的质量称为 cos2,可以使用 corrplot 包在所有维度上可视化变量的 cos2,或者使用 factoextra 包的 fviz_cos2()可视化。

```
head(var$cos2)
##                    Dim.1        Dim.2         Dim.3       Dim.4
## Sepal.Length 0.55220950 0.104617498 0.0264941523 0.002372358
## Sepal.Width  0.03020679 0.129376444 0.0279596899 0.002436491
## Petal.Length 3.10304116 0.007294217 0.0004545489 0.005487922
## Petal.Width  0.54278425 0.001382589 0.0233011090 0.013538321
library("corrplot")
corrplot(var$cos2, is.corr = FALSE)#is.corr 表示输入的矩阵不是相关系数矩阵
```

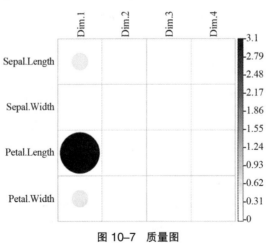

图 10-7　质量图

```
fviz_cos2(pr.out, choice = "var", axes = 1)
```

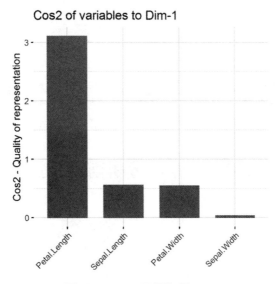

图 10–8　cos2 可视化(Dim–1)

```
fviz_cos2(pr.out, choice = "var", axes = 2)
```

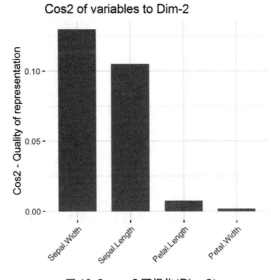

图 10–9　cos2 可视化(Dim–2)

　　cos2 代表不同主成分对变量的代表性强弱,对特定变量,所有主成分上的 cos2 之和为 1。

　　较高的 cos2 值代表着这个变量对主成分有较大的贡献;较低的 cos2 值代表着这个变量并没有很好的被主成分所代表。

第十一章 样本加权分析

第一节 NHANES 数据分析前的权重选择和计算

一、抽样权重

每个样本单元的权重是其入样概率的倒数。

如果从总共人口 3500 万加利福尼亚州抽取 3500 人的简单随机样本，那么加利福尼亚州的任何人都有 1/10000 的机会被抽到。每个被抽到的样本单元权重为 10000，代表 10000 名加利福尼亚人。

重要的提示：对于 NHANES 数据集，需要使用抽样权重和样本设计变量来获得无偏估计和准确的标准误差和置信区间。

二、使用权重的意义

NHANES 对具有特定公共卫生利益的人口亚组进行过度抽样，以提高这些亚组健康状况指标估计值的可靠性和准确性。

在 NHANES(2015—2016)中，非西班牙裔黑人、非西班牙裔亚裔和西班牙裔群体都被过度抽样，因此每个群体在未加权访谈样本中所占的份额大于其在加权访谈样本中的份额。例如，非西班牙裔黑人占未加权样本的 21.4%，但仅占加权样本的 11.9%。因此，如果不使用权重，任何与种族和西班牙裔血统相关的调查项目的未加权估计都会有偏差，并且这些估计不能代表实际的美国非机构化平民人口。

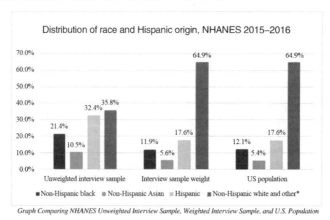

Graph Comparing NHANES Unweighted Interview Sample, Weighted Interview Sample, and U.S. Population

图 11-1　未加权样本、加权样本以及来自美国社区调查(acs)的美国平民种族分布

图 11-1 比较了来自 NHANES(2015-2016)的未加权访谈样本、加权访谈样本以及来自美国社区调查 (acs) 的美国平民种族分布。由此可知,样本加权,可以调整过采样。加权样本代表了美国非机构化的平民居民人口。

三、NHANES 常见的权重类型(只针对 2001 年后的数据)

表 11-1　变量类型与权重

变量类型	权重类型
in-home interview 收集的变量	wtint2yr
MEC 检查变量	wtmec2yr
子样本变量(如:空腹甘油三酯)	相应子样本权重(空腹子样本权重:wtsaf2yr)
24-hour dietary recall(day1)变量	wtdrd1
24-hour dietary recall(day2)变量	wtdrd2

四、一个周期权重的选择

对 NHANES 数据而言,分析最终使用的权重取决于所纳入的变量。权重选择的核心原则:先明确检测人数最少的变量,然后取该变量对应的权重。

①所有变量都以 in-home interview 的方式收集,权重采用 wtint2yr;

②如果所有变量只有以 in-home interview 和 MEC 检查两种方式收集的,权重就用 wtmec2yr;

③除了以 in-home interview 和 MEC 检查两种方式收集的变量外,如果还有子样本变量(不包含 24-hour dietary recall 变量),采用相应子样本权重;

④一些变量来自 24 小时饮食回忆(24-hour dietary recall)。

一些变量来自 24 小时饮食召回 (24-hour dietary recall):变量来自第一天的 recall,采用 wtdrd1;使用两天的 recall 进行分析,采用 wtdr2d。

五、合并周期计算权重

合并多个周期的数据时需合并权重,这里只针对 1999 年后的数据。

先根据以上原则选择相应的权重类型,然后根据合并的周期重新计算,以下以 wtint2yr 权重为例。

总原则:对于任何不包括 1999—2000 年的 2001—2002 年及以后的任何周期合并,权重都等于 1/ 周期数 *(相应权重)。

只合并 1999—2000 和 2001—2002(2 个周期)的数据,则最终权重为 wtint4yr (全部周期中,只有合并了 1999-2002 的数据才有 wtint4yr 这个权重类型,其他所有的都是 wtint2yr)。

合并 1999—2004(3 个周期)的数据,需分成 1999—2002 年(作为整体算 2 个周期)和 2003—2004(1 个周期)两部分考虑:

1999—2002 年(2 个周期)的权重为 2/3*wtint4yr;

2003—2004 年(1 个周期)的权重为 1/3*wtint2yr。

如并 2001—2002 和 2003—2004(2 个周期)的数据,则最终权重为 1/2*wtint2yr。

合并 2001—2006(3 个周期)的数据,因为没有包括 1999—2000 年的数据,所以最终权重为 1/3*wtint2yr。

第二节　创建调查设计对象

一般情况下,统计软件默认数据的抽样设计是简单随机抽样,简单随机抽样不适用于大范围的调查。

NHANES 采用的是复杂多阶段抽样 (counties、segments、household 和 individual),每个人被抽中的概率不等,各阶段抽样数据不独立。所以对 NHANES 数据如果直接采用常规的统计方法,可能会获得有偏估计和夸大显著性水平。

例如,对年龄超过 18 岁的成年人进行高血压患病率的估计,未加权的人群中高血压患病率显著高于加权人群,可能是由于不同种族人群高血压患病率不同,非西班牙裔黑人的高血压患病率显著高于其他种族, 对此类人群进行过采样导致了整体高血压患病率的升高。

"survey"包提供了分析复杂调查数据的功能。使用该包的 svydesign 函数创建一个"调查设计对象",其中包含数据框以及分析它所需的调查设计信息。然后将该调查设计对象作为参数传递给调查分析函数。

```
svydesign(id=~pus, strata = ~strata, weights = weights,fpc=NULL,
        nest = FALSE)
```

参数 id,psu 变量,即初级抽样单位;strata,层变量;weigths,权重。默认情况下,svydesign 假定所有 PSU,即使是不同层中的 PSU,都具有唯一的 id 变量值。如果 PSU 跨层重复使用相同的标识符,则设置 nest=TRUE。

一、数据描述

NHANESraw {NHANES}

NHANES(美国国家健康和营养检查调查)使用复杂的调查设计,目标人群是"美国非制度化的平民居民人口",对某些亚群(如少数族裔)进行过度抽样。

2009—2010 和 2011—2012 两个周期数据合并得到的数据集 NHANESraw,包含 78 个变量(包括抽样权重和样本设计变量),20293 个观察值。从中选取 16 个变量构建新数据集 NHANES。

人口变量

ID:序号

Gender:性别,male or female

Age:年龄

AgeDecade:年龄段分组

Race1:种族,Mexican, Hispanic, White, Black, or Other

物理测量变量

Weight:体重, kg

Height:身高,cm,2 岁以上使用

BMI:体重指数

BMI_WHO：体重指数按 WHO 标准分类,12.0_18.4, 18.5_24.9, 25.0_29.9, or 30.0_plus.

BPSysAve:收缩压平均读数

BPDiaAve:舒张压平均读数

健康变量

TotChol:总胆固醇, mmol/L ,适用于 6 岁以上

Diabetes,糖尿病,Yes or No

加权变量

WTINT2YR、WTMEC2YR:权重变量

SDMVPSU:PSU 变量

SDMVSTRA:层变量

二、使用数据集 NHANESraw 创建调查设计对象

```
library(survey)
library(NHANES)
attach(NHANESraw)
# 从数据集 NHANESraw 选取 16 个变量构建新数据集 NHANES
NHANES <- subset(NHANESraw, select = c(ID, Gender, Age, Race1,
      Weight, Height, BMI, BMI_WHO, BPSysAve, BPDiaAve, TotChol,
      Diabetes, WTINT2YR, WTMEC2YR, SDMVPSU, SDMVSTRA))
# 构建分类变量 Hypertension 并添加到数据框 NHANES
NHANES$Hypertension <-
  ifelse(NHANES$BPSysAve >= 130|NHANES$BPDiaAve >= 80, "Yes", "No")
NHANES$Highcho <- ifelse(NHANES$TotChol > 6.45, "Yes", "No")
# 构建分类变量 AgeDec 并添加到数据框 NHANES
NHANES$AgeDec = ifelse(NHANES$Age <= 20, "0-20",
                  ifelse(NHANES$Age > 20 & NHANES$Age <= 40, "21-40",
                  ifelse(NHANES$Age > 40 & NHANES$Age <= 60, "41-60",
                  ifelse(NHANES$Age > 60, "60_plus ", NA))))
# 删除缺失值
NHnaomit = na.omit(NHANES)
```

```
attach(NHnaomit)
library(survey)
NHANESraw_svy <- svydesign(data = NHnaomit, id =  ~ SDMVPSU,
    strata =  ~ SDMVSTRA, weights =  ~ WTMEC2YR, nest = TRUE)
```

三、数据集 NHANESraw 分层抽样然后创建调查设计对象

以"Race1"为分层变量,每层简单随机抽取 200 个样本单元。

1. 定义分层抽样涉及的一些变量

```
library(sampling)
N = nrow(NHnaomit)# 总体容量
N
## [1] 13464
Nh = table(NHnaomit$Race1)# 第 h 层样本单元数量
Nh
##
##     Black Hispanic  Mexican     White     Other
##      2940     1430     2315      5322     1457
Wh = Nh / N# 第 h 层层权
Wh
##
##     Black  Hispanic   Mexican     White     Other
## 0.2183601 0.1062092 0.1719400 0.3952763 0.1082145
L = length(unique(NHnaomit$Race1))# 层数
L
## [1] 5
nh = rep(200, L)# 每层样本单元数量
nh
## [1] 200 200 200 200 200
```

2. 调用分层抽样函数 strata

第一个参数为抽样总体的数据集(按分层变量进行排序处理),第二个参数为分层变量,第三个参数为各层的样本单元数量,第四个参数为各层的抽样方法。

```
st <- sampling:::strata(NHnaomit[order(NHnaomit$Race1), ], "Race1",
                        nh, "srswor")
# st 为样本在总体中的位置
NH.strata <- getdata(NHnaomit, st)
```

3. 估计

(1)定义样本权重变量 pw,每个样本权重是其入样概率的倒数

```
pw = 1 / st$Prob
```

(2)定义 fpc 变量(每个样本单元所在层的总体单元数量)

```
fpc = as.numeric(table(NHnaomit$Race1)[NH.strata$Race1])
```

(3)将权重变量 pw 和变量 fpc 加入到抽到的样本单元数据集 NH.strata 中

```
NH.strata = as.data.frame(cbind(NH.strata, pw, fpc))
```

(4)抽样样本加权

调用 svydesign 函数定义该抽样设计及抽样结果。其中,参数 id 定义群变量,没有群变量,则用"0"或"1"表示,参数 strata 定义分层变量,参数 weights 定义权重变量,参数 data 定义抽到的样本单元数据集,fpc 为 fpc 变量。

```
HN.svy <- svydesign(id =  ~ 1, strata = ~ Race1, weights =  ~ pw,
    data = NH.strata, fpc =  ~ fpc)
summary(HN.svy)
## Stratified Independent Sampling design
## svydesign (id = ~1, strata = ~Race1, weights = ~pw, data = NH.
strata,
##      fpc = ~fpc)
## Probabilities:
##    Min. 1st Qu.  Median    Mean 3rd Qu.    Max.
## 0.03758 0.06803 0.08639 0.09383 0.13727 0.13986
## Stratum Sizes:
##              Black Hispanic Mexican Other White
## obs            200      200     200   200   200
## design.PSU     200      200     200   200   200
## actual.PSU     200      200     200   200   200
## Population stratum sizes (PSUs):
##    Black Hispanic  Mexican    Other    White
##     2940     1430     2315     1457     5322
```

样本单元的入样概率的均值为 0.09383。

第三节　样本加权统计分析

加权样本统计分析使用调查设计对象 NHANESraw_svy。

```
# 单个连续变量求均值
svymean( ~ TotChol, NHANESraw_svy)
##              mean      SE
## TotChol 4.9036 0.0191
# 多个连续变量求均值
```

```
svymean( ~ TotChol + BMI, NHANESraw_svy)
##               mean      SE
## TotChol   4.9036 0.0191
## BMI       27.6796 0.1186
# 单个分类变量因子的百分频数
svymean( ~ Hypertension, NHANESraw_svy)
##                      mean      SE
## HypertensionNo   0.70703 0.009
## HypertensionYes  0.29297 0.009
# 多个分类变量因子的百分频数
svymean( ~ Hypertension + Highcho , NHANESraw_svy)
##                       mean       SE
## HypertensionNo   0.707034 0.0090
## HypertensionYes  0.292966 0.0090
## HighchoNo        0.918424 0.0039
## HighchoYes       0.081576 0.0039
# 连续变量 + 分类变量
svymean( ~ TotChol + Hypertension, NHANESraw_svy)
##                       mean       SE
## TotChol          4.90365 0.0191
## HypertensionNo   0.70703 0.0090
## HypertensionYes  0.29297 0.0090
# 连续变量的结果是均值, 分类变量的结果是百分频数
# 均值的分组统计
svyby( ~ TotChol, ~ Hypertension, NHANESraw_svy, svymean)
##        Hypertension  TotChol            se
## No               No 4.767389 0.01852976
## Yes             Yes 5.232484 0.03361860
# 百分位数
svyquantile( ~ Weight, NHANESraw_svy, c(.25, .5, .75))
## $Weight
##        quantile ci.2.5 ci.97.5          se
## 0.25      62.6   62.0     63.4 0.3440623
## 0.5       76.2   75.4     77.2 0.4423658
## 0.75      91.1   90.4     92.0 0.3932141
##
## attr(,"hasci")
## [1] TRUE
```

```
## attr(,"class")
## [1] "newsvyquantile"
# 列联表
svytable( ~ Race1 + Highcho , NHANESraw_svy)
##              Highcho
## Race1               No        Yes
##    Black      51157693    2969090
##    Hispanic   26150011    2499934
##    Mexican    42247054    2827167
##    White     288843534   28686278
##    Other      32658357    2193098
# 分层列联表
svytable( ~ Race1 + Highcho + Gender, NHANESraw_svy, round = TRUE)
## , , Gender = female
##
##              Highcho
## Race1               No        Yes
##    Black      27614564    1798445
##    Hispanic   13334323    1214276
##    Mexican    20119879    1215838
##    White     143795220   17617475
##    Other      16561054    1329413
##
## , , Gender = male
##
##              Highcho
## Race1               No        Yes
##    Black      23543128    1170645
##    Hispanic   12815688    1285658
##    Mexican    22127176    1611329
##    White     145048314   11068803
##    Other      16097302     863685
# 子集统计(男性高血压患者总胆固醇的平均值)
svymean( ~ TotChol, subset(NHANESraw_svy,
Hypertension == "Yes" & Gender == "male"))
##               mean        SE
## TotChol     5.1071    0.0403
# 男性高血压患者总胆固醇平均值的置信区间
```

```
confint(svymean(~ TotChol, subset(NHANESraw_svy,
Hypertension == "Yes" & Gender == "male")))
##               2.5 %    97.5 %
## TotChol 5.028219 5.186005
# 总胆固醇的方差
v <- svyvar( ~ TotChol, NHANESraw_svy)
v
##            variance     SE
## TotChol    1.1575 0.0252
# 秩检验(男女之间总胆固醇中位数的差异)
svyranktest(TotChol ~ Gender, NHANESraw_svy)
##
##   Design-based KruskalWallis test
##
## data： TotChol ~ Gender
## t = -6.7386, df = 32, p-value = 1.303e-07
## alternative hypothesis： true difference in mean rank score is not
equal to 0
## sample estimates：
## difference in mean rank score
##                   -0.04275057
#t 检验(男女之间总胆固醇均值的差异)
ttest <- svyttest(TotChol ~ Gender, NHANESraw_svy)
ttest
##
##   Design-based t-test
##
## data： TotChol ~ Gender
## t = -6.6834, df = 32, p-value = 1.524e-07
## alternative hypothesis： true difference in mean is not equal to 0
## 95 percent confidence interval：
##   -0.2068497 -0.1102163
## sample estimates：
## difference in mean
##           -0.158533
# 卡方检验
tbl <- svytable( ~ Highcho + Gender, NHANESraw_svy)
plot(tbl)
```

```
svychisq( ~ Highcho + Gender, NHANESraw_svy)
##
##   Pearson's X^2: Rao & Scott adjustment
##
## data：svychisq(~Highcho + Gender, NHANESraw_svy)
## F = 20.487, ndf = 1, ddf = 33, p-value = 7.396e-05
summary(tbl, statistic = "Chisq")
##        Gender
## Highcho    female       male
##     No  221425041 219631608
##    Yes   23175448  16000120
##
##   Pearson's X^2: Rao & Scott adjustment
##
## data:vychisq(~Highcho + Gender, design = NHANESraw_svy, statistic = Chisq")
## X-squared = 32.366, df = 1, p-value = 6.004e-06
svychisq( ~ Highcho + Gender, NHANESraw_svy, statistic = "adjWald")
##
##   Design-based Wald test of association
##
## data：svychisq(~Highcho + Gender, NHANESraw_svy, statistic = "adjWald")
## F = 19.63, ndf = 1, ddf = 33, p-value = 9.768e-05
#logistic 回归
library(survey)
data(nhanes)
nhanesdesign <- svydesign(id =  ~ SDMVPSU, strata =  ~ SDMVSTRA,
    weights =  ~ WTMEC2YR, nest = TRUE, data = nhanes)
logistic <- svyglm(HI_CHOL ~ race + agecat + RIAGENDR,
    design = as.svrepdesign(nhanesdesign),
    family = quasibinomial,
    return.replicates = TRUE)
fitted <- predict(logistic, return.replicates = TRUE,
type = "response")
sensitivity <- function(pred, actual)
  mean(pred > 0.1 & actual) / mean(actual)
withReplicates(fitted, sensitivity, actual = logistic$y)
##          theta       SE
## [1,] 0.77891 0.0246
```

```
#12 岁男孩身高体重散点图
svyplot(Weight ~ Height, subset(NHANESraw_svy, Age == 12 &
                                        Gender == "male"))
```

\# 总胆固醇箱线图

```
svyboxplot(TotChol ~ 1, NHANESraw_svy)
```

\# 总胆固醇分组箱线图

```
svyboxplot(TotChol ~ Gender, NHANESraw_svy, all.outliers = TRUE)
```

\#12 岁男孩身高直方图

```
svyhist( ~ Height, subset(NHANESraw_svy, Age == 12 &
                                  Gender == "male"))
```

\# barplot

```
a <- svymean( ~ Race1 , NHANESraw_svy)
a
##                  mean        SE
## Race1Black     0.112710 0.0125
## Race1Hispanic  0.059659 0.0100
## Race1Mexican   0.093859 0.0153
## Race1White     0.661201 0.0262
## Race1Other     0.072572 0.0070
```

\# 不同民族总胆固醇均值条形图

```
b <- svyby( ~ TotChol, ~ Race1, NHANESraw_svy, svymean)
barplot(b, beside = TRUE, legend = TRUE, ylim = c(0, 7))
```

第十二章 探索性数据分析

Pima 糖尿病数据集在 MASS 包内,关于该数据集的简介见本书第九章第一节。

1. 查看数据集的属性

查看数据集属性使用 class()函数。

```
library(MASS)
attach(Pima.tr)
class(Pima.tr)
## [1] "data.frame"
```

结果显示,数据集 Pima.tr 是一个数据框。

2. 探索数据框结构特征

```
str(Pima.tr)
## 'data.frame':    200 obs. of  8 variables:
##  $ npreg: int  5 7 5 0 0 5 3 1 3 2 ...
##  $ glu  : int  86 195 77 165 107 97 83 193 142 128 ...
##  $ bp   : int  68 70 82 76 60 76 58 50 80 78 ...
##  $ skin : int  28 33 41 43 25 27 31 16 15 37 ...
##  $ bmi  : num  30.2 25.1 35.8 47.9 26.4 35.6 34.3 25.9 32.4 43.3
##  $ ped  : num  0.364 0.163 0.156 0.259 0.133 ...
##  $ age  : int  24 55 35 26 23 52 25 24 63 31 ...
##  $ type : Factor w/ 2 levels "No","Yes": 1 2 1 1 1 2 1 1 1 2 ...
```

str()函数提供了数据集 Pima.tr 的结构特征。第一行显示,Pima.tr 是一个数据框 (data.frame),有 200 个观察值(行或记录)和 8 个变量。第二行、第三行、第四行、第五行、第八行是整型变量。第六和第七行是数值变量。第九行是一个二分类变量,因子水平为 "No" 或 "Yes"。除第一行之外的所有行都提供了每个变量的前 10 个值。

3. 显示数据集前六行

```
head(Pima.tr)
##   npreg glu bp skin  bmi   ped age type
## 1     5  86 68   28 30.2 0.364  24   No
## 2     7 195 70   33 25.1 0.163  55  Yes
## 3     5  77 82   41 35.8 0.156  35   No
## 4     0 165 76   43 47.9 0.259  26   No
## 5     0 107 60   25 26.4 0.133  23   No
```

```
## 6      5  97 76   27 35.6 0.378  52  Yes
```

4. 缺失值

```
# 定义缺失率计算函数
var_na_ratio <- function(x) {
  return(mean(is.na(x)))
}
# 数据集中每个变量缺失率
round(apply(Pima.tr, 2, var_na_ratio), 2)
## npreg   glu   bp  skin  bmi   ped   age  type
##    0     0    0     0    0     0     0     0
```

5. 使用 ds_screener() 函数查看数据集的结构与缺失值概况

```
library(descriptr)
ds_screener(Pima.tr)
```

```
## ----------------------------------------------------------------------
## | Column Name | Data Type | Levels | Missing | Missing (%) |
## ----------------------------------------------------------------------
## |    npreg    |  integer  |   NA   |    0    |      0      |
## |    glu      |  integer  |   NA   |    0    |      0      |
## |    bp       |  integer  |   NA   |    0    |      0      |
## |    skin     |  integer  |   NA   |    0    |      0      |
## |    bmi      |  numeric  |   NA   |    0    |      0      |
## |    ped      |  numeric  |   NA   |    0    |      0      |
## |    age      |  integer  |   NA   |    0    |      0      |
## |    type     |  factor   | No Yes |    0    |      0      |
## ----------------------------------------------------------------------
##
##  Overall Missing Values          0
##  Percentage of Missing Values    0 %
##  Rows with Missing Values        0
##  Columns With Missing Values     0
```

结果显示,没有变量存在缺失值。

6. 使用 ds_screener() 函数查看变量的描述统计量

```
ds_summary_stats(Pima.tr, glu)# 变量 glu 统计概览
## -------------------------- Variable: glu --------------------------------
##
##                        Univariate Analysis
##
## N                    200.00      Variance            1002.81
```

```
## Missing              0.00   Std Deviation              31.67
## Mean              123.97   Range                     143.00
## Median            120.50   Interquartile Range        44.00
## Mode              100.00   Uncorrected SS        3273272.00
## Trimmed Mean      123.09   Corrected SS           199559.82
## Skewness            0.46   Coeff Variation            25.54
## Kurtosis           -0.33   Std Error Mean              2.24
##
##                          Quantiles
##
##            Quantile                        Value
##
##            Max                             199.00
##            99%                             197.01
##            95%                             187.05
##            90%                             168.30
##            Q3                              144.00
##            Median                          120.50
##            Q1                              100.00
##            10%                              86.00
##            5%                               79.95
##            1%                               60.96
##            Min                              56.00
##
##                       Extreme Values
##
##            Low                              High
##
##    Obs           Value        Obs            Value
##    147             56          50              199
##    179             57         153              198
##    101             61         157              197
##    38              71           2              195
##    115             71         173              194
```

7. 离群值

```
boxplot(bp)
```

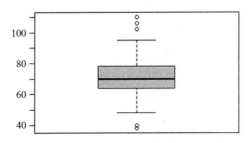

图 12-1 变量 bp(舒张压)箱线图

由图 12-1 可以看出,变量 bp 中存在离群值(箱线图中的 o 代表离群值)。

8. 探索数值型变量之间的相关关系

(1)散点图矩阵

```
library(descriptr)
library(MASS)
attach(Pima.tr)
panel.hist <- function(x, ...)
{
  usr <- par("usr")
  on.exit(par(usr))
  par(usr = c(usr[1:2], 0, 1.5))
  h <- hist(x, plot = FALSE)
  breaks <- h$breaks
  nB <- length(breaks)
  y <- h$counts
  y <- y / max(y)
  rect(breaks[-nB], 0, breaks[-1], y, col = "cyan", ...)
}
panel.cor <- function(x,
                      y,
                      digits = 2,
                      prefix = "",
                      cex.cor,
                      ...)
{
  usr <- par("usr")
  on.exit(par(usr))
  par(usr = c(0, 1, 0, 1))
  r <- abs(cor(x, y))
  txt <- format(c(r, 0.123456789), digits = digits)[1]
```

```
txt <- paste0(prefix, txt)
if (missing(cex.cor))
  cex.cor <- 0.8 / strwidth(txt)
text(0.5, 0.5, txt, cex = 2)
}
pairs(Pima.te[, c(1:7)],
  bg = "#7F7F7FFF",
  pch = 23,
  upper.panel = NULL,
  gap = 0,
  row1attop = T,
  diag.panel = panel.hist,
  cex.labels = 2,
  font.labels = 2)
```

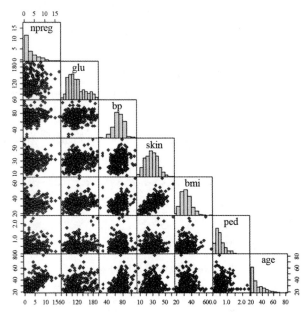

图 12-2 散点图矩阵

(2)相关系数矩阵

```
library(MASS)
data("Pima.tr")
data("Pima.te")
Pima <- rbind(Pima.tr, Pima.te)
Pima.cor <- cor(Pima[, -8])
library(corrplot)
corrplot.mixed(Pima.cor)
```

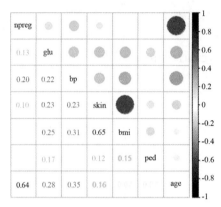

图 12-3　相关系数矩阵

```
library(MASS)
Pima.tr$BMI_WHO = ifelse(
  Pima.tr$bmi < 18.5, "Underweight",
  ifelse(Pima.tr$bmi >= 18.5 & Pima.tr$bmi < 25, "Normal",
    ifelse(Pima.tr$bmi >= 25 & Pima.tr$bmi < 30, "Overweight",
      ifelse(Pima.tr$bmi > 30, "Obese", NA))))
Pima.tr$BMI_WHO <- factor(Pima.tr$BMI_WHO,
  levels = c("Underweight", "Normal", "Overweight", "Obese"))
Pima.tr$Hypertension <-
  ifelse(Pima.tr$bp >= 80, "Yes", "No") # bp舒张压（mm Hg）
library(MASS)
Pima.tr$AgeDecade = ifelse(Pima.tr$age <= 30, "21-30",
  ifelse(Pima.tr$age <= 40, "31-40",
  ifelse(Pima.tr$age <= 50, "41-50",
  ifelse(Pima.tr$age <= 60, "51-60",
  ifelse(Pima.tr$age > 60, "60_plus", NA)))))
Pima.tr$AgeDecade <- factor(Pima.tr$AgeDecade)
```

　　9. 体重指数与糖尿病发病率

```
ggstatsplot::ggbarstats(data = Pima.tr, x = type, y = BMI_WHO,
  results.subtitle = F, label = "both")
```

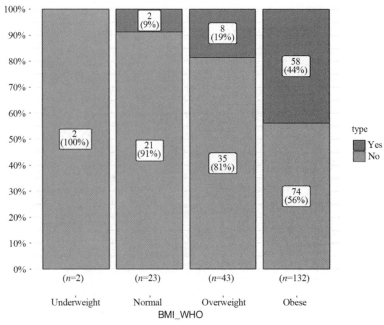

图 12-4 体重指数与糖尿病发病率

图 12-4 可以看出,随着体重指数增加,糖尿病发病率明显升高。

10. 体重指数与高血压发病率

```
ggstatsplot::ggbarstats(data = Pima.tr, x = Hypertension,
  y = BMI_WHO, results.subtitle = F, label = "both")
```

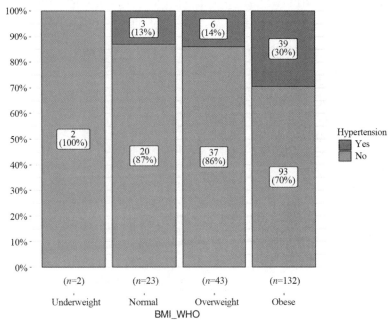

图 12-5 体重指数与高血压发病率

图 12-5 可以看出,随着体重指数增加,高血压发病率明显升高。

11. 年龄与糖尿病发病率(图 12-6)

```
ggstatsplot::ggbarstats(data = Pima.tr, x = type, y = AgeDecade,
  results.subtitle = F, label = "both")
```

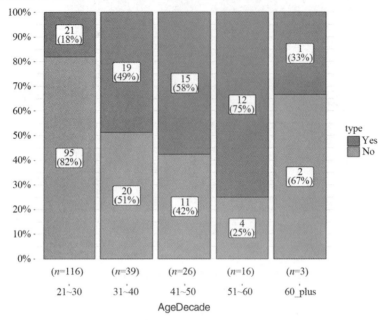

图 12-6 年龄与糖尿病发病率

12. 年龄与高血压发病率(图 12-7)

```
ggstatsplot::ggbarstats(data = Pima.tr, x = Hypertension,
  y = AgeDecade, results.subtitle = F, label = "both")
```

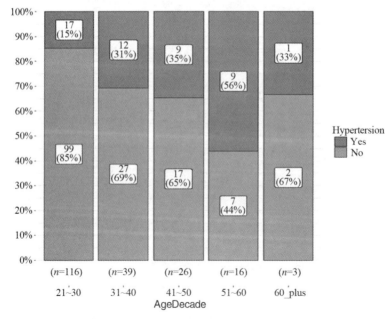

图 12-7 年龄与高血压发病率

13. 糖尿病与高血压(图 12-8)

```
ggstatsplot::ggbarstats(data = Pima.tr, x = type, y = Hypertension,
  results.subtitle = F, label = "both")
```

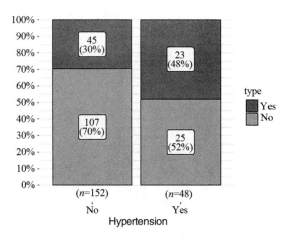

图 12-8　糖尿病与高血压

14. 高血压发病率(图 12-9)

```
ggpiestats(Pima.tr, Hypertension, bf.message = F,
       results.subtitle = F)
```

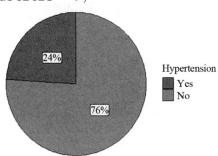

图 12-9　高血压发病率

15. 糖尿病发病率(图 12-10)

```
ggpiestats(Pima.tr, type, bf.message = F, results.subtitle = F)
```

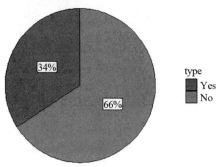

图 12-10　高血压发病率

16. 糖耐量(Glutol)与糖尿病发病率

```
Pima.tr$Glutol <- ifelse(Pima.tr$glu >= 140.4, "IGT", "normal")
# 糖耐量受损(IGT)
attach(Pima.tr)
library(ggstatsplot)
ggstatsplot::ggbarstats(data = Pima.tr, x = type, y = Glutol,
  results.subtitle = F, label = "both")
```

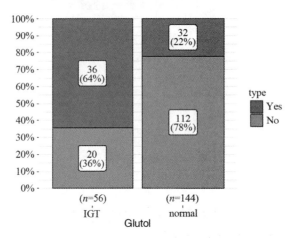

图 12-11　糖耐量与糖尿病发病率发病率

17. 不同组别的变量 glu 提琴图(图 12-12)

```
library(ggplot2)
p <- ggplot(Pima.tr, aes(type, glu))
p + geom_violin(aes(fill = type)) +
  geom_boxplot(width = 0.2) +
  theme_bw() +
  theme(panel.grid = element_blank()) +
  theme(legend.position = "bottom")# 此代码放在 theme_bw()之后
```

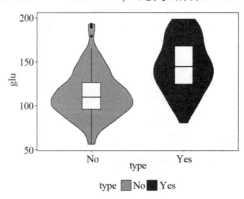

图 12-12　不同组别的变量 glu 提琴图

18. 年龄与糖耐量(图 12-13)

```
ggstatsplot::ggbarstats(data = Pima.tr, x = Glutol, y = AgeDecade,
  results.subtitle = F, label = "both")
```

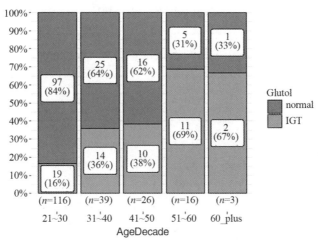

图 12-13 年龄与糖耐量

19. BMI 与糖耐量(图 12-14)

```
ggstatsplot::ggbarstats(data = Pima.tr, x = Glutol, y = BMI_WHO,
  results.subtitle = F, label = "both")
```

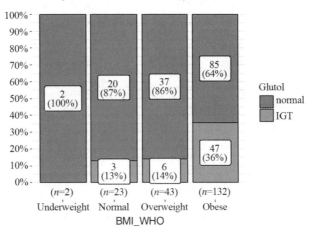

图 12-14 BMI 与糖耐量

血糖值表示法有两种单位,一种是毫克/分升(mg/dl),为旧制单位;另一种为毫摩尔/升(mmol/L),为新制单位。虽提倡用新制单位,但旧制单位仍在一定范围使用。

两种单位的换算公式为:mg/dl÷18=mmol/L;mmol/L×18=mg/dl。比如:120mg/dl换算成以 mmol/L 为单位的数值时,需除以 18,即 120mg/dl÷18=6.67mmol/L;6.67mmol/L 换算成以 mg/dl 为单位的数值时,需乘以 18,即 6.67mmol/L×18=120mg/dl。

糖耐量正常:空腹血糖正常且 2 h 血浆葡萄糖 < 7.8 mmol/L。

20. 频数表

```
library(descriptr)
ds_freq_table(Pima.tr, BMI_WHO)
```

```
##                            Variable: BMI_WHO
## ---------------------------------------------------------------------
##    Levels      Frequency    Cum Frequency      Percent      Cum Percent
## ---------------------------------------------------------------------
## Underweight       2             2               1              1
## ---------------------------------------------------------------------
##    Normal        23            25              11.5           12.5
## ---------------------------------------------------------------------
## Overweight       43            68              21.5            34
## ---------------------------------------------------------------------
##    Obese        132           200              66             100
## ---------------------------------------------------------------------
##    Total        200            -             100.00            -
## ---------------------------------------------------------------------
```

```
library(descriptr)
ds_freq_table(Pima.tr, AgeDecade)
```

```
##                            Variable: AgeDecade
## ---------------------------------------------------------------------
## Levels       Frequency    Cum Frequency      Percent      Cum Percent
## ---------------------------------------------------------------------
##  21-30         116           116              58             58
## ---------------------------------------------------------------------
##  31-40          39           155             19.5           77.5
## ---------------------------------------------------------------------
##  41-50          26           181              13             90.5
## ---------------------------------------------------------------------
##  51-60          16           197              8              98.5
## ---------------------------------------------------------------------
## 60_plus          3           200             1.5            100
## ---------------------------------------------------------------------
##  Total         200            -             100.00           -
## ---------------------------------------------------------------------
```

21. 描述统计量(以变量 glu 为例)

```
mean(glu)
## [1] 123.97
```

```
median(glu)
## [1] 120.5
min(glu)
## [1] 56
max(glu)
## [1] 199
quantile(glu)
##     0%    25%    50%    75%   100%
##   56.0  100.0  120.5  144.0  199.0
IQR(glu)
## [1] 44
range(glu)
## [1]  56 199
var(glu)
## [1] 1002.813
sd(glu)
## [1] 31.66723
summary(glu)
##     Min. 1st Qu.  Median    Mean 3rd Qu.    Max.
##     56.0   100.0   120.5   124.0   144.0   199.0
summary(type)
##  No Yes
## 132  68
```

22. 变量 age 最小的记录与该记录的变量值

```
library(MASS)
attach(Pima.tr)
print(which.min(Pima.tr$age))
## [1] 16
Pima.tr [which.min(Pima.tr$age),]
## npreg glu bp skin  bmi   ped age type BMI_WHO Hypertension AgeDecade Glutol
## 16   4  99 76   15 23.2 0.223  21  No  Normal           No     21-30 normal
```

23. 变量 age 最大记录与该记录的变量值

```
print(which.max(Pima.tr$age))
## [1] 9
Pima.tr [which.max(Pima.tr$age),]
##   npreg glu bp skin  bmi ped age type BMI_WHO Hypertension AgeDecade Glutol
## 9     3 142 80   15 32.4 0.2  63  No   Obese          Yes   60_plus    IGT
```

24. Pima.tr 数据集中每个数值变量的范围,中位数和均值

```
sapply(Pima.tr[, 1:7], range)
##        npreg glu  bp skin  bmi   ped age
## [1,]       0  56  38    7 18.2 0.085  21
## [2,]      14 199 110   99 47.9 2.288  63
sapply(Pima.tr[, 1:7], median)
##    npreg      glu       bp     skin      bmi      ped      age
##   2.0000 120.5000  70.0000  29.0000  32.8000   0.3725  28.0000
sapply(Pima.tr[, 1:7], mean)
##      npreg        glu         bp       skin        bmi        ped        age
##   3.570000 123.970000  71.260000  29.215000  32.310000   0.460765  32.110000
sapply(Pima.tr[, 1:7], sd)
##       npreg        glu         bp       skin        bmi        ped        age
##   3.3662678 31.6672254 11.4796039 11.7245940  6.1302119  0.3072248 10.9754363
sapply(Pima.tr[, 1:7], IQR)
##    npreg      glu       bp     skin      bmi      ped      age
##   5.0000  44.0000  14.0000  15.2500   8.9250   0.3625  16.2500
tapply(Pima.tr$glu, Pima.tr$type, median)
##      No   Yes
## 109.5 144.0
tapply(X, INDEX, FUN = NULL)
```

X :通常为一个向量

INDEX:分类变量

FUN :作用于 X 中每个元素的函数

na.rm 是一个逻辑指定缺失值如何处理的参数,默认值为 FALSE,这会导致函数面对缺失数据返回结果 NA，为了获得非缺失值的平均值，必须将 na.rm 指定为 na.rm=TRUE。

参考文献

[1] 郭明才,刘文杰,孙源等.R可视化数据分析[M].青岛:中国海洋大学出版社,2022.

[2] Douglas A. Lind, William G. Marchal, Samuel A. Wathen.Statistical Techniques in Business & Economics [M]. FifteenthEdition. New York: McGraw-Hill/Irwin,2010.

[3] JAMES G,WITTEN D,HASTIE T. An Introduction to Statistical Learning with Applications in R[M]. New York:Springer,2013.

[4] Lumley, T., & Scott, A. (2014). "Tests for Regression Models Fitted to Survey Data". Australian and New Zealand Journal of Statistics, 56 (1), 1-14.

[5] Robert Gentleman, Kurt Hornik, Giovanni Parmigiani. Biostatistics with R[M]. New York:Springer, 2012.

[6] 方积乾.卫生统计学[M].北京:人民卫生出版社,2012.